U0214086

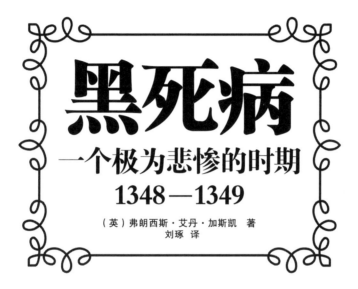

黑死病

一个极为悲惨的时期

1348—1349

（英）弗朗西斯·艾丹·加斯凯　著

刘琢　译

应急管理出版社

·北京·

图书在版编目（CIP）数据

黑死病：一个极为悲惨的时期：1348—1349/（英）弗朗西斯·艾丹·加斯凯著；刘琢译．－－北京：应急管理出版社，2021

ISBN 978－7－5020－8965－8

Ⅰ．①黑…　Ⅱ．①弗…　②刘…　Ⅲ．①鼠疫—医学史—世界—中世纪　Ⅳ．①R516.8－091

中国版本图书馆 CIP 数据核字（2021）第 209558 号

黑死病　一个极为悲惨的时期：1348—1349

著　　者	（英）弗朗西斯·艾丹·加斯凯
译　　者	刘　琢
责任编辑	高红勤
封面设计	主语设计

出版发行　应急管理出版社（北京市朝阳区芍药居 35 号　100029）
电　　话　010－84657898（总编室）　010－84657880（读者服务部）
网　　址　www.cciph.com.cn
印　　刷　北京楠萍印刷有限公司
经　　销　全国新华书店

开　　本　710mm×1000mm$^1/_{16}$　印张　15　字数　210 千字
版　　次　2021 年 12 月第 1 版　2021 年 12 月第 1 次印刷
社内编号　20210846　　　　　　定价　68.00 元

版权所有　违者必究

本书如有缺页、倒页、脱页等质量问题，本社负责调换，电话:010－84657880

写给读者的话

通过这本书，你将了解到英格兰及其他欧洲国家于 14 世纪中叶所遭遇的一场瘟疫，那就是黑死病。这场瘟疫给人们带来了巨大的灾难。对于这本书的出版，我十分感激所有协助我搜集资料以及将资料编撰成文的人们，特别是那些心存善念的好友们。我要对弗朗西斯·约瑟夫·贝金特先生，带俸神父辛吉斯顿·伦道夫，还有已经去世的 F.布里克利先生道声感谢。十分感激埃德蒙主教为我指出了不足之处，并给出了建议，他还特别耐心地帮我校稿。

第二版前言

这本书首次出版于 1893 年，该版本如今已不再发行，即便是在出版商的清单里，我们也很难找到一本二手书。所以，让这本讲述大瘟疫的实录资料再次走进读者视线是一件很有必要的事。曾几何时，大瘟疫肆虐全球。虽然这个话题难免会让人倍感惆怅，不过这场瘟疫在人类历史上所占据的地位实在是不可忽视，因为它流行甚广，而且影响深远。

在这本书初问世之际，印度恰巧遭遇了瘟疫。[1] 很多人在这场瘟疫中死去，甚至欧洲国家也出现了不祥之兆。在这种情况下，人们又一次开始关注淋巴腺鼠疫这种疾病。好在欧洲国家的卫生部门十分警惕，因此在近些年来，欧洲地区所暴发的较为分散的瘟疫并没有蔓延开来，也没有导致骇人听闻的悲剧。

包括印度在内，全球各地对淋巴腺鼠疫进行了研究，探索了它的起源及病理。这些研究帮助人类认识了这种疾病的发生与发展，也为我们提供了了解 14 世纪大瘟疫的机会。在今人的口中，那场劫难叫作"黑死病"，是本书探讨的主题。我们在报纸杂志上看到过许多与印度疫情有关的令人震惊的纪实报道，印度的情况着实很糟糕，假如欧洲也有人死于此种疾病

---

[1] 印度在 1896 年遭遇了鼠疫。——编者注

的话，想必关注度会更高。

就症状来看，印度所暴发的淋巴腺鼠疫让我们很容易联想到旁遮普于 1897 年 10 月所遭遇的那场瘟疫。虽然卫生部门早有准备，并尽可能地利用了现代科技，不过依旧有人提出质疑：卫生部门到底有没有彻底消除瘟疫？我们在一封写于 1907 年 4 月，来自西姆拉[1]的电报里看到：截至 4 月 13 日，印度在此前一周内的疫情死亡人数为 7.5 万人，其中旁遮普为 5000 人左右，北方省也在 5000 人上下。据此推算可知，单单只是旁遮普这一个地方，9 年来的疫情死亡人数就达到了 150 万人。

根据当前所得到的线索来推测，这场瘟疫或许是从其他城市传入孟买的。在调查者找到罪魁祸首——船舱里的老鼠时，瘟疫已经失去控制。估算下来，从 1903 年 1 月到 8 月，共有 60 万印度人死亡；1904 年的死亡人数为 93.8 万人；1905 年，数字有增无减，实为可怖。有消息称，自1897 年起，直至 1904 年，陆续有 325 万人死于这场瘟疫。

消灭作为传播载体的老鼠势在必行，然而实际情况却不尽如人意，这多少与印度人的宗教情结有关，而且他们说什么也不肯搬家，无论家里有多不干净。毫无疑问，肮脏的环境是病毒与细菌的温床。另外，在印度人眼中，老鼠可以说是家畜的一种，他们不想赶尽杀绝。这样一来，老鼠就成了肆无忌惮的传播者。然而，出人意料的是，印度人似乎很早便知道了淋巴腺鼠疫是由老鼠传播的，因为他们常常说起"老鼠倒下之时，人要赶快离开"这句老话。由此可见，他们认为：在老鼠纷纷死去之后，瘟疫将一触即发。不过，事实告诉我们，死老鼠和瘟疫其实是毫无关系的。一个创立于 1905 年的委员会曾对此做过许多实验，并发现淋巴腺鼠疫的终

---

[1] 西姆拉是印度北部最偏远的直辖市，也是喜马偕尔邦的首府。——编者注

极传播者是一种寄生于老鼠身上的跳蚤，他们将其命名为印鼠客蚤。因为这种跳蚤的存在，鼠疫菌得以在老鼠之间蔓延开来，而且不可否认的是，这些跳蚤还把病菌带到了人身上。

我们已经清楚地知道，疟疾是蚊子带来的。作为一种吸食血液的飞虫，蚊子通过叮咬把杆菌传染给了人类，而人类则会因此而生病，甚至昏厥过去。现在，我们又发现，寄生在老鼠身上的跳蚤不但会让老鼠生病，还会通过染病的老鼠把疾病传染给人类。在被这些跳蚤叮咬后，人们将感染上淋巴腺鼠疫杆菌，并因此而丧生。事到如今，仍然有人坚持认为，这种疾病绝没有机会通过老鼠身上的跳蚤再次来到欧洲，毕竟既有的研究表明，这种疾病产生及传播的关键因素是肮脏的环境。事实的确如此，在穷乡僻壤，很多疾病都是跳蚤与臭虫传染给人们的。

这些都是通过现代科学研究所得出的结论，耐人寻味且至关重要。这也为暴发于1348—1349年间的大瘟疫那惊人的传播速度提供了解释。假如这场瘟疫是那些以血液为生的寄生虫带来的——这几乎毫无悬念，那么显然人们在14世纪的住所就是疾病的温床。我们从西梅翁·吕斯[1]所留下的文字里可以了解到当时法兰西人的乡村生活，并有足够的理由选择相信——在本书的第三章里，我们将引用一些片段。再来看看我们的国家，我们祖先的生活环境很不卫生，他们对又脏又乱的灰土习以为常，殊不知那就是跳蚤们的天堂，也是其他瘟疫传播者的美好家园。

最后需要强调的是，除了有一两处修订过，以及补充了一些内容之外，这本书的其他内容都与初版无异。

---

[1] 西梅翁·吕斯（1833—1892年），法国历史学家，精通中世纪史。——编者注

目　录

引　言

　　时至今日，尚无人对 1348—1349 年暴发的大瘟疫做出过完整的论述。那是一场影响深远的灾难，也是英格兰历史进程中不可忽视的重大事件。然而，实际情况却是，即便到了今天，人们也没有对这场灾难给予重视。

　　在许多普通的书籍中，14 世纪中叶无疑是英格兰有史以来最闪耀的时代。那时候，爱德华三世名声在外。英格兰于 1346 年在克雷西战役中完胜法兰西；次年，英格兰进攻并占领了加来，爱德华三世因此攀上了权力巅峰。1347 年 10 月 14 日，他亲赴桑威奇并获得了那个时代最卓越的胜利，举国上下——起码是权贵们，都为他的功勋所折服。身为编年史学家的托马斯·沃尔辛厄姆如是说：“犹如一轮新生的太阳从人群间缓缓崛起，带来了和平与富饶。这是一场光芒万丈的胜利。无论哪家的女子都可以得到几件战利品，它们来自大洋彼岸的法兰西卡昂、加来等地。”英格兰的女人们穿上了华服，戴上了美饰，看上去分外妖娆，尽管那些东西都是从其他国家掠夺来的。那是骑士精神的盛世。为了纪念自己的赫林战功，爱德华三世特意设立了嘉德勋爵这一头衔。而为了迎合他的这一举措，人们在各地举办起了骑士比武大赛。许多历史专著都对“黑死病”视而不见，似乎认为这场大瘟疫并不能称为一段历史，不过是时光之路上的一个插曲。细想来，黑死病暴发于克雷西战役之后、普瓦捷战役之前，与嘉德勋爵爵位的设立几乎同时，所以上述现象的出现也算是情有可原。

因此，无论是大卫·休谟的巨著《英国史》，还是别的历史学家们笔下的英格兰历史，都只是把这场大瘟疫当作了辅料。当然，这也是可以理解的。已经去世的约翰·理查德·格林很擅长探究历史事件的前因后果，尽管如此，他也只是在分析 14 世纪农业发展的时候对黑死病做了些简述。这也让人们在读到这个部分的时候略感疑惑。约翰·理查德·格林在书中写道，在这次大瘟疫中丧生的人数大概占总人口的 50%，然而他并没有进一步看到这次灾难的后遗症：宗教也好，社会也罢，都深受影响。

不可否认，已经有人做过很多研究及优秀的论述，这才使得我们能够关注这一重大事件，比如雷德里克·西博姆教授与奥古斯塔斯·杰索普博士所写的文章，还有索罗尔德·罗杰斯教授和威廉·坎宁安博士在政治学、社会学、经济学专著中所写下的诸多内容。不过就我所看到的来说，时至今日，尚未有人完整地论述过黑死病，换句话说，尚未有人能够通过研究既有资料准确地估计出黑死病的巨大影响。查尔斯·克莱顿博士根据既有研究结果编纂了著作《英国瘟疫》，不过很少有人阅读这本书。人们在这本书问世之后发现，尽管它论述的主题是瘟疫，也对 1348—1349 年间所暴发的大瘟疫进行了详述，不过书中看不到该时期的其他各种历史资料。另外，查尔斯·克莱顿博士的分析角度和我们这本书大相径庭。

所以，我想在此做出解释：我们为什么要好好谈谈这样一个被人忽视的话题。对于 1348—1349 年间所暴发的黑死病，由专家将其放在一系列瘟疫事件中进行论述自然是一件很有必要的事情。不过，站在历史学家的立场来想，他们之所以鲜少触及这一话题，其背后的原因则颇为复杂。当然，探究这场大瘟疫的深远影响，有助于我们对英格兰中世纪末期的情况做出正确的判断，这也是一件很重要的事。它不但影响了社会发展，还影响了人们的理智与行为，特别是与宗教相关的情感与行为，俨然一场革命。

如果不能看清这场灾难，我们就无法真正理解此后所出现的英格兰历史，从而迷失了探索的方向。显然，它改变了英格兰的历史，拉下了中世纪的帷幕，将一个新的时代推到人们面前。它让人们不再顾念过往，转而坚定地迎接未来。灾难过后，人口骤减，劳动力匮乏。我们可以看到，身处社会底层的人就此生出了崭新的，或许有些不切实际的梦想。这也就是现代人口中所提到的，劳动者意识到了自身价值，并开始追求自身利益。

不过，在黑死病所造成的局面中，有一个是人们未曾重视过的。大部分人在追溯历史时都会觉得，中世纪的英格兰教会发展稳定且持久。但是，因为瘟疫的肆虐，教会系统在1351年崩溃了，超过半数的教堂和修道院被毁，这绝不是夸大其词。在这场灾难中，教会遭受重创，从而也祸及教育事业。因为公共宗教活动不能无人主持，所有教会只好启用了一批不合规定的人员，然而就算是这样，人手依然不够用。平民百姓因瘟疫的出现而变得麻木，也就是说，大瘟疫直接削弱了人们的宗教信仰。包括英格兰在内，欧洲各地的人们在灾难中日益沉沦，对上帝的依赖并未因此而多出半分。每个遭遇瘟疫的国家都留下了这样的资料：面对疾病的肆虐，人们开始放纵自己的行为。或许正因为如此，宗教信仰与宗教情感得以慢慢恢复了，不过方方面面的信息告诉我们，那是一种崭新的局面。简单来说，在我看来，相较于以往，英格兰人成了更加虔诚的信徒，也更懂得自我反省了。从大瘟疫暴发以来，直至宗教改革结束，上述现象一直存在。眼下，我们正处在宗教复兴时期，而这样的现象同样可见。最佳例证莫过于宗教作家的诞生。汉姆波尔的理查德·罗尔是宗教书籍的开山鼻祖，虽然他没能逃过瘟疫的魔掌。此后，瓦尔特·希尔顿等人以及匿名创作出大量手抄本小册子的作者们，将宗教书籍进一步发扬光大。人们渐渐注意到这些宗教作品，并将它们大致归为威克利夫派作品。这样的分类会令人产生误解，不过这样做的缘由却并不难理解。一方面，那些小册子宣扬的都是宗教精神；另一方面，当时人们认为宗教只不过徒有形式而已。迄今为止，仍有少数研究者坚持认为宗教作家是"罗拉德派的宗教复兴"。当然，他们并不认为宗教作者的灵感来自"已沦落为追求自我的世俗教会"。[1]有的宗教作品旨在引导人们信仰天主教，了解这类作品的人对其基调、思想和教义并不会感到陌生。他们很清楚，那些小册子讲的是天主教的基调、思想和教义，完全不同于约翰·威克利夫式的小册子。

　　随着新宗教精神的到来，人们表现出了许多不同于以往的虔诚的宗教行为，社会上也出现了许多不同于以往的行会。那些以表达虔诚为核心的宗教行为日益壮大，愈演愈烈，甚至令一部分人感到难以理解。此外，新宗教精神的崛起还体现在：个体变得更相信圣体、圣母玛利亚、五伤、圣名等一系列让人感到亲切且熟悉的意象，并报之以虔诚之心。此类信仰得到了长足的发展。那个时代特立独行的教堂装潢是这一系列变化的见证。从 14 世纪末叶，直至 15 世纪，教堂的装潢、用具、器皿和塑像，要么绘制有精美的图案，要么镶嵌有好看的边饰。教堂里的装饰物越来越多，越来越复杂，完全不同于之前的简洁之风。透过这些财富和精美装饰，我们可以洞察到国情的改变。大贵族的资助不再是教堂的唯一经济来源，甚至可以说，大贵族不再是教堂的主要资助者了。到了这个时候，为教堂贡献最多的是生活在城镇中的中产阶级及普通市民。基于当时人的想法与情感，这种慷慨的举动足以说明人们的物质生活水平提高了。自 19 世纪

---

[1] 请参阅约翰·理查德·格林所著的《英吉利人简史》，第 216 页。——作者注

末以来，丰富的物质生活一直是现代英国家庭的突出特点之一。15世纪，中产阶级运动拉开了帷幕，但要追根溯源的话，我们可以看到这也是大瘟疫所导致的结果之一。这场伟大的运动在16世纪戛然而止，因为宗教领域又迎来了新的变化。

在这本书中，我们不会就英格兰人宗教生活的变化，以及新方向做详细讨论。想要了解英格兰日后的宗教发展情况，我们必须先来看看这场导致社会巨变及宗教改革的大瘟疫。若非如此，我们就无法明白黑死病之于英格兰历史的意义。

假如只局限于讨论英格兰一地的灾难情况，恐怕会让大家觉得不可信，所以我们会简要地讲述，瘟疫是如何从欧洲东部传至西海岸的。我们将看到不同的讲述者口中的悲惨世界，他们相隔遥远，却讲着同样的悲剧，甚至连所说的话都一模一样，这足以说明这场大瘟疫并非杜撰。

对于英格兰的疫情，我们花费了大量笔墨，论述了疾病由南至北，直至苏格兰高地的传播过程。

在书的末尾，我们对灾难过去后的英格兰国情进行了简要介绍，希望能让大家重视大瘟疫所造成的诸多直接的影响，特别是对英格兰教会生活的影响。

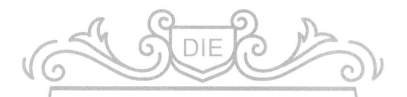

第一章

最初：它从哪里来

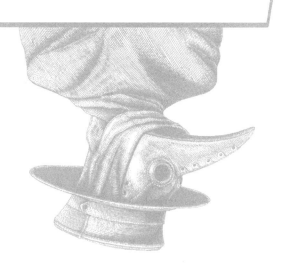

　　1347 年秋季，欧洲暴发了黑死病。有人认为，早在此三四年前，这种疾病就在东方暴发了。事实上，我们只知道它是从黑海及地中海的一些海港开始。这几个海港向来承接来自亚洲各国的商品。当时，有报告显示，远东地区发生了地震以及其他一些自然灾害。据我们所知，灾害导致了某种特殊天气，以致许多印度人丧生。教皇克雷芒六世接到过一份报告，称阿维尼翁所遭遇的瘟疫是从东方传来的，每到一处都会迅速扩散，而且具有致命性，已有 400 万～2000 万人丧生。毋庸置疑，这个数据是不可信的。

　　一份来自布拉格的资料提到，印度及波斯暴发了流行病。身为当时知名的历史学家，马泰奥·微拉尼写了一份报告，认为是意大利商人把这种病带到欧洲的。位于黑海东岸的海港遭遇疾病的侵袭，商人们为了保命返回了欧洲。他还指出，那些亲历过亚洲灾难的热那亚商人曾提到，亚洲已为地震所毁，到处都暴发了瘟疫。马泰奥·微拉尼表示："佛罗伦萨方济各会中的一位受人尊敬的修士，也就是如今的主教，说他那个时候刚好在那个国家的拉麦城。人们惊恐不安，就连穆罕默德清真寺也被毁了一部分。"[1]

著名的《中世纪大瘟疫》是尤斯图斯·弗里德里希·卡尔·黑克尔的作品，书中记录了在瘟疫传入欧洲之前，东方各国的相关情况。"最严重的时候，开罗每天的死亡人数会达到1万～1.5万人，超过了当下疫情暴发期的死亡总人数。有消息称，东方一些国家的死亡人数是1300万人，相较于别的亚洲国家，这个数据或许夸大其词了。印度也死了不少人，鞑靼、美索不达米亚、叙利亚、亚美尼亚等地区也一样。库尔德人躲到了山区，不过这个办法并不奏效。在尕勒莽尼阿与凯撒里亚，几乎看不到活着的人。人们来不及处理尸体，只好任由它们横在道路边、营地里，或者旅店中。在阿勒颇，每日死亡人数都在500人上下。在短短6周内，加沙死了2.2万人，大量动物横尸各处。塞浦路斯基本上无人幸免。在地中海的海面上，船只漂漂荡荡，见不到一个人影；它们将像北海中的船那般，漫无目的地漂荡，乍一靠岸，疾病就会溜上岸。"[2]

毫无疑问，东西方贸易之路正是这场瘟疫的传播通道。在灾难暴发的二三十年前，准确地说是在1321年，教皇约翰二十二世接到了威尼斯人马里诺·萨努多的报告[3]。该报告第一次详细记录了欧洲到印度、中国以及其他亚洲国家的贸易路线；报告中还对途经亚洲的危险地区做了标记。威尼斯人马里诺·萨努多认为，早在遥远的古代，巴格达就是欧洲与远东之间的贸易中心，也是其他商路的必经之地。同时，他还表示，

---

[1] 请参阅卢多维科·安东尼奥·穆拉托里所著的《意大利史料集成》，第14卷，第14栏。——作者注

[2] 请参阅本杰明·盖伊·巴宾顿翻译的《中世纪大瘟疫》，第21页。——作者注

[3] 请参阅马里诺·萨努多所著的《如何到达及收复圣地之忠诚密报》，另可见于雅克·邦加尔所著的《法兰克人替上帝行道》，第2卷。——作者注

因为蒙古人对中亚地区虎视眈眈，所以各条商路都充满了危险。他强调了其中两条主干道：其一，商人们从巴格达为出发点，经美索不达米亚、叙利亚抵达利西亚[1]，把货物卖给意大利人。这条商路名气很大，也是将印度和其他国家的商品运输到欧洲的捷径。不过，到了14世纪，这条商路逐渐变得危险起来。其二，商人们依然从巴格达出发，沿着底格里斯河来到亚美尼亚，而后要么前往特拉布宗等黑海海港，要么经里海附近的陆路，沿高加索山脉一侧抵达热那亚及意大利在克里米亚的其他殖民地。

按照马里诺·萨努多的说法，那时候第二条商路更加活跃，毕竟风险没那么大。东方货物经这条商路来到了亚历山大港，商人们在向苏丹缴纳了高额关税后，便可以将货物转运至欧洲。马里诺·萨努多提到，印度商品先是被运输到印度半岛的两个海港，用他的话来说一个叫"马哈巴尔"[2]，一个叫"坎姆贝斯"；然后，这些商品会被送到波斯湾的各大港口以及位于红海入口处的亚丁；而后9天将在大漠中度过，然后被运到位于尼罗河河岸的楚斯[3]。这些来自东方的商品还需要在河道里漂上15天，而后运抵开罗，接着又从开罗出发，沿运河被运往亚历山大港。

我们已经了解了亚欧之间的主要商业通道。因为这些商业通道的存在，西方人才得以用上来自东方的丝绸、香料及树脂等物品。正因如此，我们才想到了这种可能性：来往于东西方的商人们经由这些商路，或者别

---

[1] 土耳其位于亚洲界的最南端。——作者注

[2] 马哈巴尔或许位于马拉巴尔海岸线上的马埃。——作者注

[3] 楚斯又被称为苦斯，也就是现在的库斯，地处上埃及，和底比斯相距不远。——作者注

的商路把疾病带到了欧洲。商人们一路前行，来到了位于克里米亚地区的意大利商贸据点。不可否认的是，在瘟疫侵袭欧洲前的那一年里，也就是在 1346 年的时候，这些商路所途经的某个国家就已经被瘟疫纠缠上了。除此之外，身为皮亚琴察公证人的加布里埃莱·德姆西亲眼目睹了意大利的遭遇。根据他留下的文字，我们得以知道这种疾病通过商船——这些商船负责将货物运输到热那亚的克里米亚商贸据点，也就是卡法[1]——来到欧洲的过程。我们将在下一章中对加布里埃莱·德姆西所留下的文字进行详细探讨，在此需要说明的是，他从灾难幸存者口中得知了许多信息，而这些信息又进一步诠释了这种疾病在蒙古部落里的发生发展，以及传播到卡法的过程。[2]

我们来看看加布里埃莱·德姆西的记录：

[1] 在某些时候，卡法又被翻译为"费奥多西亚"。它在 14 世纪初是热那亚商人眼中至为关键的贸易重镇。教皇约翰二十二世于 1316 年颁布了敕令，将大教区的总教堂建在了卡法。瘟疫来袭时，它已经是亚欧两地间的贸易中心，担负着几乎全部商品的交易。（请参阅米凯莱·朱塞佩·卡纳莱所著的《克里米亚的商业，以及它的统治者》，第 1 卷，第 208 页）。——作者注

[2] 加布里埃莱·德姆西的手记后来以《1348 年的瘟疫和死亡》为名首版于 1348 年，出版方为亨舍尔印行，请参阅海因里希·黑泽所编著的《医学档案》（耶拿版），第 2 卷，第 26—59 页。海因里希·黑泽认为在蒙古人大举进攻时，加布里埃莱·德姆西正巧身在卡法。而后，他跟随"瘟疫之船"回到欧洲，正是这艘船让意大利万劫不复。1884 年，托诺尼先生再一次将《1348 年的瘟疫和死亡》一书带到了人们面前，详情请参阅《意大利的考古、历史，以及文学学报》（热那亚）1883 年版，第 10 卷，第 139 页。托诺尼先生对皮亚琴察公证人的活动轨迹进行了考证，并得出结论：加布里埃莱·德姆西那个时候从来没有去过别的地方，所以他那栩栩如生的叙述多半出自幸存者之口。托诺尼先生还指出，加布里埃莱·德姆西担任公证人的时期是 1300—1356 年，所以他或许出生于 1280 年前后，在 1356 年上半年去世。——作者注

　　1346 年的东方，许多鞑靼人与撒拉逊人因为患上某种突如其来的怪病而丧生。土地广袤无垠，行省无以计数，那国度何等宏伟壮观，然而在它的城市、乡村、城堡里，却倒下了无数被瘟疫夺走生命的人。在东方，在君士坦丁堡的北面，在鞑靼人的势力范围内，一个名为塔纳[1]的地方深受意大利商人的青睐。鞑靼人包围了它，并攻打它。没过多久，城池失守。信仰基督教的商人们被野蛮地赶出了塔纳，卡法向他们敞开了大门，热那亚人站出来保护了他们的生命和财产。

　　鞑靼人不愿放过那些意大利商人，他们对卡法发起了围攻，就像当初对塔纳一样。[2]围困切断了生活必需品的运输通道，居民们只能寄希望于船队能给他们带来一些帮助。出人意料的是，人们口中的"死亡"忽然降临到了鞑靼人头上。在鞑靼人的队伍里，每天都会死掉数千人，仿佛"有无数利箭从天堂射来，只为击穿他们的疯狂与傲慢"。

　　瘟疫初来之时，鞑靼人不知所措。他们心生恐惧，因为这种疾病无坚不摧，是死神的化身。没过多久，他们开始宣泄仇恨，为了让他们痛恨的基督徒陪葬，他们利用武器把病死之人的尸体抛入了卡法城。身为基督徒的城防士兵勇敢地承担起了自己的责任，尽其所能地把那些尸体扔到了海里。

---

[1]　塔纳是一个海港，位于亚速海西北岸。那时候，亚速海被称为塔纳海。如今，塔纳被称为亚述。——作者注

[2]　加布里埃莱·德姆西曾说在这场围攻中，双方僵持了"3 年"之久。不过，据托诺尼先生的考证，这是错误的。这也再次印证了：加布里埃莱·德姆西那时并不在卡法。——作者注

　　不久之后，不出我们所料，病菌污染了空气，污染了井水，迅速地在卡法蔓延开来；城里的人几乎都被感染了。[1]

　　紧接着，加布里埃莱·德姆西记录下了卡法商船把疾病带到热那亚，以及疾病从热那亚蔓延至意大利各地的过程。关于这些内容，我们将在下一章中进行详述。在此，我们只针对瘟疫本身进行讨论。从 1348 年开始至 1350 年，整个欧洲地区都笼罩在大瘟疫的阴霾下。无处不是千疮百孔，尸横遍野。首先，我们的讨论将围绕黑死病这一名词展开。包括英格兰在内的各个地方，人们通常会把大瘟疫叫作黑死病，不过相对来说，这个名词是现代用法。[2]在那个时期的历史资料中，我们没有看到以黑死病这一凶恶说法来命名大瘟疫的先例。在那个时候人们称其为瘟疫、大规模死亡、死亡以及佛罗伦萨瘟疫，等等。最先接受"黑死病"这一说法的似乎是丹麦人，也可能是瑞典人，虽然我们尚不能确定约翰内斯·伊萨契斯·彭塔努斯所说的"atra mors"和英文里的"Black Death"是不是同一个意思。[3]这多少会让人以为，至少在英格兰人眼中，暴发于 17 世纪的那场大规模流行病是"大瘟疫"[4]，而暴发于 1348—1349 年的大规模流行病是"黑死病"。

---

[1] 请参阅加布里埃莱·德姆西所著的《1348 年的瘟疫和死亡》，或参阅海因里希·黑泽所编撰的《医学档案》（耶拿版）。——作者注

[2] 请参阅卡尔·莱希纳所著的《德意志大瘟疫：1348—1351 年》（1884 年的因斯布鲁克版、瓦格纳版），第 8 页。——作者注

[3] 请参阅约翰内斯·伊萨契斯·彭塔努斯所著的《丹麦史》(1631 年版)，第 476 页。——作者注

[4] 1665—1666 年，英格兰暴发的大瘟疫。——编者注

大瘟疫的症状和来自东方的普通鼠疫及淋巴腺鼠疫如出一辙，除了具有普通瘟疫的各种特征外，还具有一些突出且特殊的地方。那些症状不常见，不过我们在欧洲史料中是可以看到的。

感染这种瘟疫的患者通常会在腋下及腹股沟处长出肿块及痈。有的肿块量少体大，甚至会长到鸡蛋那么大，有的肿块体积很小，但遍及周身。从这个角度来看，大瘟疫的症状和普通淋巴腺鼠疫一致。淋巴腺鼠疫曾经长期肆虐于欧洲各地，英格兰人对它更是丝毫不陌生，毕竟它在 1665 年的时候侵袭了伦敦，并造成无数人丢掉性命。类似地，普通瘟疫也曾纠缠过东方各国。人们通常认为，这种瘟疫起源于盛行于东方各国的那种丧葬方式。

1348—1349 年大瘟疫的不同之处大致有四点：

一、喉咙与肺部因发炎而坏死；

二、胸部剧烈疼痛；

三、吐血不止；

四、患者的呼吸以及病故者的尸体散发出鼠疫的气味。

那段时期所留下的所有与瘟疫有关的记载基本上都提到了上述四点，当然，并非每位死者都会出现全部四个症状。然而不得不承认，很多人——准确地说是大量患者——因肺部坏死，不断咯血而死去，但是在他们身上并未看到任何肿块或痈。当时的人们认为，这类无肿块只咯血的情况是无药可救的，所以有人写下了这样的话："很多身体长出痈或肿块的人都挺了过来，可咯血的人却无一幸免。"[1] 佛罗伦萨人马泰奥·微

---

[1]　清参阅卡尔·莱希纳所著的《德意志大瘟疫：1348—1351 年》，第 15 页；或参阅加布里埃莱·德姆西的相关记录。——作者注

拉尼为我们留下了十分详尽的疫情资料,他写道:"染病之初就开始咯血的人总是死得很快。"[1] 作为教皇的专属医生,居伊·德·肖利亚克在阿维尼翁亲眼见到过这种瘟疫的发病过程,他的记录具有相当高的医学价值。在他看来,流行病大致可以分作两大类:其一,"持续发热、咯血,这类患者多半在两三天后就会死去";其二,即人们所熟知的淋巴腺鼠疫,它并不具有致命性。

那个时期所留下的无数资料告诉我们,大瘟疫的典型症状和肺部恶性脓疱病很相似。所以,我们一定要注意区分大瘟疫和见于史册的其他疾病。一位法国知名医生曾表示:"我敢断定,黑死病迥异于其他瘟疫,无论是在那之前的,还是在那之后的;它是一种空前绝后的流行病。"[2]

大瘟疫的症状绝非仅限于此,就像我们在接下来即将看到的当时留下的其他资料记载的那样。那些忽然发病的人,在几个小时后便被死神带走;那些陷入昏迷的人,任凭旁人如何呼喊也醒不过来;那些因为持续发热而彻夜无眠的人,口干舌燥、心烦意乱。瘟疫暴发之初,病理周期大概为 3～5 天,然而到了后期,想让肿块消下去最少也要等上好几个月,这

---

[1] 在多明我会修士约翰·德科尔纳扎诺的《帕尔马编年史》中也能看到类似的说法:"咯血的患者死得很快。一部分原本身强体壮的人忽然间开始咯血,什么药都不管用,终究难逃一劫。"(请参阅《皮亚琴察及帕尔马史》,第 5 卷,第 386 页)。——作者注

[2] 请参阅夏尔·安哥拉达所著的《大瘟疫研究》(1869 年,巴黎版),第 416 页。他的观点是:因为这种疾病具有不同于其他疾病的致命性,所以它也会表现出不同于其他疾病的症状。人们普遍认为,新型疾病一般都来势汹汹且具有致命性。即便疾病本不凶猛,但在初来乍到时也会表现出巨大的破坏性,因为新病区的人们从来没有接触过这些病菌,例如在麻疹传入斐济群岛后,那里的人接二连三地死去。主流观点还认为,非洲人与美洲人在史前创造过大型城市,但他们后来却被某种新型疾病打败并灭绝了。——作者注

无异于来自东方的普通瘟疫。[1]

　　至此，我们简单了解了一下这场在 14 世纪中叶横扫全球的瘟疫。就像加布里埃莱·德姆西所说的那样，这种疾病经由克里米亚侵袭了意大利。在谈论意大利的瘟疫传播情况之前，我们先来看看君士坦丁堡及西西里的疫情。君士坦丁堡所处的位置，刚好在一条连接克里米亚与西方世界的主干道上；它是东西方商贸活动的中心城市，迎接着无数跨越黑海而来的意大利商船。加布里埃莱·德姆西称，热那亚人在克里米亚开办的商贸据点遭遇了鼠疫。因为受到鞑靼人的围攻，卡法急需商船方面给予物资帮助。所以，我们有理由相信，是克里米亚那些带有鼠疫病菌的商品把疾病带到了君士坦丁堡。身为统治者的约翰·坎塔库津亲历并记录下了君士坦丁堡所遭遇的一切。他引用当年修昔底德对雅典瘟疫的描述，为我们讲述了他在君士坦丁堡的所见所闻，还原了一段历史的真相。他是这样说的："瘟疫暴发了（1347 年），从塞西亚北部地区开始，然后漂洋过海，蔓延至

---

　　[1] 《英国医学杂志》在 1892 年 11 月 5 日刊中记载了一份与瘟疫暴发有关的文章。这种流行病和黑死病相似。"圣彼得堡在最近发布了一份官方报告，该报告由土耳其总督提交，称近来出现了一种类似于'黑死病'的流行疾病。在霍乱暴发后，该疾病随之而来。1348 年 9 月 10 日，阿斯卡巴德忽然出现了相关病例，在之后的 6 天里，死亡人数达到了 1303 人。该地区的总人口为 3 万人。如西亚人所知，'黑死病'的致命性超过了霍乱及其他普通瘟疫，而且来得毫无征兆，如同沙漠干热风般迅速摧毁这片土地，在夺走人们和动物的生命后，又悄无声息地离开了，就像当初来时那般。没有人能够及时总结出它的性质以及传播方式。这次瘟疫的情况也是这样。它风卷残云般地来到了阿斯卡巴德，然后在 6 天后猛然退去，只剩下遍地横尸。尸体会在短时间内腐烂，使人无法采取尸检措施。"这份报告对瘟疫的症状和发病过程进行了详细的描述，虽然很生动，却未涉及任何与病理有关的信息。患者在发病之初会颤抖得很厉害，不停地打战，约 5 分钟 1 次，这种状态会持续大概 1 个小时。然后，患者会觉得燥热不堪。他们的动脉紧张度增高，心跳加快，体温逐渐升高，而后开始抽搐和晕厥。这两种症状会交替出现，令人生不如死。患者的四肢忽然变得僵硬和冰冷，在 10 ~ 20 分钟后，他们便陷入昏迷，并在短时间内死亡。患者病故不久，身体会呈现出大面积的黑色疱疹，逐渐遍及周身，并在几分钟后溃烂。——作者注

全球各个角落。它去到了蓬蒂斯、色雷斯、马其顿，侵袭了希腊、意大利、各个海岛、埃及、利比亚、朱迪亚，就好像占领了这个宇宙。"

在约翰·坎塔库津笔下，染上这种疾病的人毫无生还希望。不管是作息规律的人，还是身强体健的人，都有可能染病。它可不管你是瘦弱还是强健，总之就是要毁掉你。锦衣玉食的权贵也好，穷困潦倒的百姓也罢，死亡对他们似乎很公平。在这一年里，别的病都销声匿迹了，或者说任何病都像是瘟疫。医学失去了效力。患者的病情各不相同，一些人会忽然倒地身亡，一些人能活上一天半天，还有些人在发病后一小时内就会丧命。有的患者能撑上两三天，刚开始是发烧，然后因大脑受损而无法讲话；他们会陷入昏迷，对身边的一切都毫无反应，即便后来醒了，舌头也动弹不得，想说话却只能挤出一些含糊的音节。他们的神经系统已经瘫痪了。要不了多久，他们就会撒手人寰。

一部分患者的发病是从肺部开始的，而非头部。呼吸器官马上出现炎症，胸部疼得厉害，除了咯血之外，呼出的气也会带着难闻的气味。或许是因为发高烧的缘故，喉咙与舌头会充血并变黑。"有的患者会大口大口地喝水，但痛苦并未因此而减少半分，和那些少量饮水的患者不相上下。"

约翰·坎塔库津表示，有的患者一整夜都睡不着，坐也不是站也不是。大多数患者身上会出现鼠疫斑。他还说："只有极少数人能幸免，而且再也不会得这种病，起码不会病入膏肓。"一部分患者会表现出以上全部症状，但最后却躲过了死亡，实属奇迹。毫无疑问，人们对这种病束手无策。某些药物能让部分人的病情得到缓解，却会加快另一部分人的死亡。看护者也被传染了，所以死亡人数开始翻倍增加，甚至出现了这样的惨状：全家人无一幸免，就连饲养的牲口都死于瘟疫，只留下被废弃的房屋矗立在风中。

患者行将就木，场面惨不忍睹。在发病之后，患者会因绝望而放弃治疗，选择听天由命。这种心理又会导致病情进一步恶化，让死亡来得更快。

说到瘟疫，我们时常词穷，只能说它大不同于那些常见病，更像是上帝在惩罚人类。因为有了这样的想法，许多人开始向善，决定改头换面。除了有人因病而亡，也有人在逃过一劫后开启了新的人生，成为善良的人。那些尚未染病的人，把财物分发给了贫困者；那些不幸患病者，无不感慨万分，纷纷为自己犯下的过错感到悲哀。对于他们来说这是个绝佳的机会，可以在接受上帝审判时得到救赎。

安多尼哥是拜占庭帝国皇帝约翰六世的儿子，也没能逃过这场瘟疫。他长相出众，天生品德高尚，虽然年纪轻轻，却光芒四射。所有迹象都表明，他是身份高贵的继承人。在君士坦丁堡，有无数人死于瘟疫，而年轻的安多尼哥是最值得一提的。

商船离开了君士坦丁堡，驶向故土意大利。商船走走停停，四处散播着致命的病菌。就像加布里埃莱·德姆西所说的那样，商船将驶往威尼斯与热那亚，"船上的人像着了魔似的，每到一处，就把死亡传播给他们所接触的每个人。"基于此，我们可以判断出瘟疫暴发的时间——1347年的秋天，因为商船在那时抵达了亚得里亚海的某个港口。基本上可以确定，这些来自东方、去往威尼斯的商船成了瘟疫的传播载体。加布里埃莱·德姆西认为，包括西西里岛在内的地中海各海岛之所以会出现瘟疫，是因为这些来自克里米亚的商船到了热那亚。我们看到了一份与西西里疫情有关的资料，作者想必是亲历者之一[1]，他写道："岛屿被致命的疾病

---

[1] 迈克尔·普兰茨尼西斯来自皮亚扎，是圣方济各会的一位修士。——作者注

侵袭。瘟疫暴发于 1347 年 10 月。在那个月最初的几天里，12 艘从热那亚来的商船驶入了墨西拿海港，那上面满载着上帝对那帮人的惩罚，因为他们有罪。他们身上有致命病菌，只是说说话就会被传染上，而且毫无生还机会。"这份资料还详述了疾病的症状与传播速度。在与这些陌生来客说上几句话之后，只是吸进一些空气就染病，更别说触摸他们的东西了。资料还提到："热那亚人带来了死亡，墨西拿人开始惶恐地逃亡，离开了故土，离开了海港，可瘟疫并没有就此消失，死神还在作祟。人人都只想着——不要被传染上。儿女病入膏肓，父母不愿照顾；将死之人想要立下遗嘱，地方法官与公证员不愿出面；濒死之人想要忏悔，神父不想聆听。照顾患者的只有方济各会、多明我会等修道会的修士们，可修道院也很快就变得空无一人。人去楼空，尸体遍地，没有人为这些基督徒举行葬礼。遇难者的房屋敞开着门，里面的珠宝、钱财、贵重物品无人问津，没有人愿意进屋瞧一瞧，哪怕畅通无阻。面对突如其来的疾病，人们毫无准备，也来不及进行防护。瘟疫暴发之初尚还可见少许官员，不过没过多久便一个都看不见了。人们结伴出逃，甚至没人敢在近郊稍作停留。有人来到空旷的葡萄园，风餐露宿；有人想办法搭起了棚子，以便为家人挡风遮雨；有人坚信自己会得到圣阿加莎[1]的庇佑，逃到了卡塔尼亚，譬如那不勒斯女王乔安娜一世和她的儿子弗雷德里克。11 月初，墨西拿人恳请卡塔尼亚主教[2]同意他们把圣阿加莎神圣的遗体带去墨西拿，可卡塔尼亚人却坚持不让圣阿加莎离开那片她长眠的土地。人们聚集到一处，排好了队，唱

---

[1] 圣阿加莎（231—251 年），基督教圣女，西西里岛的卡塔尼亚是其出生地（也有人说她出生在巴勒莫）。——编者注

[2] 卡塔尼亚主教是方济各会成员之一，同时还是安条克宗主教。——作者注

起了颂歌，做起了祈祷，想得到上帝的垂怜，还有的人选择了朝圣。然而，疫情却恶化了，疾病凶猛无比。人们没了主意，邻里间的互助也停了下来。逃亡毫无意义，毕竟逃亡者早已疾病缠身，这样的举动只会帮助瘟疫蔓延到所谓的避风港。路边、田间、树林里、山谷中，四处可见逃亡者的尸体。也有人坚持走到了卡塔尼亚，但一进医院就断了气。恐慌情绪与日俱增，宗主教不得不颁布了禁令，规定不得将病故的墨西拿人葬在城里，违者将被开除教籍。因此，人们只能在城外挖了深深的土坑，把墨西拿人的尸体扔进去埋了。

"无言以对，"在讲述西西里疫情时，这位亲历者说，"卡塔尼亚人心存恶意、胆小怕事，不愿与墨西拿人来往，甚至不愿与墨西拿人交谈。一看到有墨西拿人走过来，他们拔腿就跑。好在这些可怜的墨西拿人得到了善良之人的帮助，住进了一个不为人知的地方，否则他们将一直孤立无援下去。瘟疫快速蔓延，疾病愈演愈烈。卡塔尼亚变得与墨西拿没什么两样了。为了安抚亡者的魂灵，替他们赎罪，宗主教把权力——主教权力与宗主教权力——下放给了神父，包括那些年纪轻轻的神父们。"自1347年10月至1348年4月，卡塔尼亚一直笼罩在瘟疫的阴影中。身为方济各会成员的宗主教杰拉德·奥托因工作原因不幸染病，后来不治身亡。他是最后一批病故者之一。为了不让自己染病，约翰公爵想尽办法避免接触任何患者及其住所，然而最终还是被夺走了生命。瘟疫来到西西里的方式与之前如出一辙：先是叙拉古，然后是吉尔真蒂，接着是夏卡与特拉帕尼。特拉帕尼地处西西里岛最右端，那里的疫情最为严重，有资料称："那里基本上成了无人区。"[1]

　　综上所述，我们简单地探讨了这场于 14 世纪席卷全球的大瘟疫是从何而来，又是怎样在意大利扩散的，此后我们将依照加布里埃莱·德姆西的记述，重新将目光聚焦到从克里米亚开往热那亚的商船上。在加布里埃莱·德姆西的故事正式开始之前，我们通过这一章讨论了解了君士坦丁堡与西西里的相关情况。

---

[1]　请参阅罗萨里奥·格雷戈里奥所著的《阿拉贡王国统治下的西西里》，第 1 卷，第 562 页等。这部分内容的撰写时间应该是在 1361 年之前。——作者注

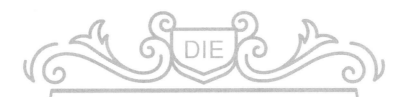

第二章

意大利：来自东方的船

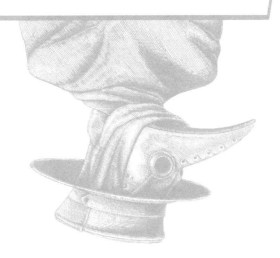

随着 1348 年的到来，令人胆寒的瘟疫盯上了意大利。一份来自阿维尼翁的报告告诉我们，在 1 月的时候，有 3 艘携带着鼠疫病菌的商船来到了热那亚。我们还在另一份报告中看到，当时还有一艘自东方开往威尼斯的船只也携带有病菌。在蹂躏了热那亚与威尼斯两地之后，瘟疫迅速地蔓延至整个意大利。对于这场瘟疫暴发之初的情形，加布里埃莱·德姆西所做的论述无疑是最详细的，因为他掌握了一些特殊的线索。最近有人提出，加布里埃莱·德姆西大概就在那艘从克里米亚开往热那亚的商船上，当然这个说法是经不起推敲的。那时候，意大利半岛上的大型城市普遍都十分发达，各自均拥有记录历史重大事件的编年史。那些编年史通常都记录得很详细，通过整理和分析我们可以进一步了解当时的疫情。除此之外，薄伽丘在创作《十日谈》一书时，一开始就提到了佛罗伦萨在疫情暴发后的悲惨情形，对此，大家都很熟悉。

有许多作家都书写过这场瘟疫，他们来自不同的地方，却在讲述所见所闻时采用了相似的表述。只要认真翻阅各地的相关史料，就可以轻易看出这种现象。很早便有人提出，历史学家约翰·坎塔库津在论述君士坦丁堡疫情的时候，援引了修昔底德的相关字句。当然，在那个时期所留下的诸多资料中，我们常常会看到相似的思路及文字。圣丹尼斯的宫廷式编年史也好，公证员的机械记录也罢，或是教士们在恩格尔贝格山谷中所写的简要年鉴，无一不是苍白枯燥，难以成为人们茶余饭后的谈资。擅长叙事的大作家薄伽丘、善于抒怀的彼特拉克、在意大利某座城市里沉稳工作的编年史作者、想要成为历史学家的记录者、以医学眼光书写瘟疫的医生、以黑死病为题插科打诨的拙劣诗人，这些人笔下的黑死病都大同小异，就像是你抄袭我，我模仿你的游戏。

加布里埃莱·德姆西是最早描述这场瘟疫的人，他的记录对我们来说是最关键的历史资料。在此，我们只能摘录其中一些重要内容。那些船从卡法出发，一些准备前往热那亚，一些要到威尼斯，还有一些打算去基督世界的某些海港。实际上，船上已经有人得了不治之症。家里有人患病，亲人也难逃一劫。尸体被送去埋葬，抬棺者也被死神盯上。"啊，西西里，还有其他海岛，上帝做出了裁决！啊，热那亚，为你的过错忏悔吧！热那亚人啊、威尼斯人啊，上帝的惩罚已经降临！在船驶入港口的那天，船上的人 1000 个里剩不到 10 个！终于回到了家乡，亲朋好友、街坊邻居，无论远近都来拜访。他们都染了病，在说话的时候，在拥吻的时候；病从口出，像飞箭一样射中了他们。他们各自回到家中，又把疾病传给了家人，不过短短 3 天时间，便都成了墓地里的石碑，一个挨着一个，仿若生前比邻而居。无论是来看望的神父，还是来治病的医生，全都染病而死。啊！死神啊！多么残忍！多么痛苦！多么凶恶！亲友避之不及，父母不管不问，兄弟姐妹、妻子儿女忽然都成了陌生人！可悲啊！痛苦啊！想逃却无处可逃，想留却不知所措！"

在得知患者衣物也具有传染性的时候，人们更加按捺不住心中的恐惧了。人们在热那亚一带发现了这个事实，那起事件与 4 个士兵有关。那天，士兵们来到了里瓦罗洛，在海岸边的一栋房屋中找到了一条羊毛床罩。那个时候，瘟疫已经夺走了所有当地人的性命。士兵们返回了军营，带着那条床罩。那条床罩或许曾在夜里为他们提供过些许温暖，然而在第二天上午，他们再也没有站起来。在热亚那，有 6/7 的人死于瘟疫。据我们所知，威尼斯的死亡率达到了 70%，原本有 24 位医生，没想到其中 20 位没过多久便病故了。

"我是皮亚琴察人，所以想更多地讲述与皮亚琴察有关的事情，以便让大家明白，瘟疫在 1348 年时到底对我们做了什么。疫情失控了，一部分热那亚人选择背井离乡，前往皮亚琴察避难。他们在博比奥待了一阵子，以贩卖自家商品为生。然而，购买者及其主人、家人、邻居们不久之后就都生病死了。一位患者在临死之前打算立下遗嘱，便找来了神父、公证人，以及其他见证者。没想到的是，第二天，这些人竟然是一同下葬的。疫情势不可当，疯狂地掠夺着博比奥人的生命，几乎无人幸免。城市里鸡犬不闻，尸体随处可见。

"皮亚琴察在 1348 年的春季再次遇见了一个生病的热那亚人。作为朋友，富尔希诺·德拉·克罗斯把他带回了家。那个热那亚人没活多久，随后，富尔希诺·德拉·克罗斯和他的家人、邻居们也都相继离世。很快，瘟疫传播到了城里的每个角落。我无法形容那时的情景，只知道周围充斥着无数哭喊声与哀悼声。情况糟透了，人们甚至开始恐惧呼吸。无数人因病离世，无数人陷入绝望，死亡无时无刻不在身边。

"墓地被塞满了，人们开始挖地。通常情况下，一家人会被埋在一起，父母、兄弟、儿女、夫妻！"

"附近村镇的情况也是一样。有一个名字叫奥韦尔托·迪萨索的人从瘟疫肆虐的地方回到家乡，找到方济各会的教堂，立了一份遗嘱；在场的还有公证人、几名见证者、邻居等，总共 60 余人。很快，这些人都死了。西弗雷多·迪巴尔迪是多明我会的修士，虔诚无比、行事严谨、才华横溢，还曾经瞻仰过上帝的墓地，然后，他与修道院中的其他23位修士一同死去。身为皮亚琴察人，贝尔托兰·考克斯阿多察是方济各会的修士，有德有才，可惜也因病故去，和他一起病故的还有其他24位修士。奥古斯丁会的隐士修院死了7人，加尔默罗会死了7人，圣母玛利亚会死了4人。在皮亚琴察，有60余名贵族，以及教区牧师死于瘟疫。在死者中，有不少是贵族和年轻人。"

接着，加布里埃莱·德姆西讲述了自己在意大利北部地区的经历，并列举了诸多实例。患者孤独地躺在房间里，痛苦难耐却无人陪伴，就连平日里最亲近的爱人也不敢靠近。医生不敢去治疗，神父坐立不安，哆嗦着主持宗教仪式。高烧令人痛苦不堪，他们想要喝点水，于是只能不断哀求。患者们哭喊着，希望得到哪怕一丝照料，却始终不见有人前来。儿子死了，父亲不敢触摸一下面庞；丈夫死了，妻子不愿出门料理后事；无论谁死了，他的家人都不敢踏足墓地半步。祷告与葬礼成为奢求，就算是位高权重者，也听不到一声钟鸣。夜以继日，日以继夜，无数尸体被扔进新挖的深坑，没有谁能享受到葬礼的优待。患者的房屋空空荡荡，再也不会有人住进来了。无人关心那屋子的门是开是关，因为谁都不会走进去。

瘟疫初来乍到，意大利便成了这副模样。加布里埃莱·德姆西是亲历者，他深刻地知道瘟疫的影响有多大，死亡率有多高，疾病的传播速度又有多快。那些可怕的场面或许会让你觉得加布里埃莱·德姆西有些夸大其词，或者根本就是他杜撰的，不过就细节来看，他所说的都是事实。对于他笔下的疫情特征，从意大利及欧洲其他国家或地区亲历者的口中得到了验证。因此，我们不能把他的文字简单地视为文学作品。

因为薄伽丘描述得很详细，所以人们对佛罗伦萨的疫情很熟悉。佛罗伦萨本是个发达的城市，未承想却成了死亡最惨重的地区。欧洲人甚至将这场瘟疫命名为"佛罗伦萨瘟疫"。在瘟疫来袭前那一年（1347 年）的春季，那里遭遇了严重的饥荒。尽管官方出面拯救了 9.4 万人的生命，可当地及附近饿死的人仍然达到了 4000 名。[1] 这场饥荒使佛罗伦萨人变得不堪一击，以至于他们轻易地便被疾病打倒了。1348 年，当又一个春暖花开的时节来临时，可怖的瘟疫开始肆虐。正如薄伽丘所说："在瘟疫面前，医学知识没了用武之地，任何药物都不起作用。究其原因，或许是瘟疫具有致命性，也或许是医生们（如果加上不合格的医生和假冒的女医生，那么医生其实有很多）没能及时查明病因并对症下药。人们因为接触患者而患病，疫情越来越严重，就像是在火上浇油。和患者说上几句话，或者稍微靠近一些，又或者只碰到了患者的衣服与物品，都会步其后尘。

"如果不是亲历现场，如果不是很多人都曾得见，恐怕我所说的话便不会有人相信。这些内容都是坦诚之人告诉我的，否则我不会把它们写出来。我希望让人们了解这种致命疾病的病征。除了人传人之外，患者的物品也带有病菌，接触者会感染并迅速死亡。这听起来是多么荒谬啊，可这样的例子并不鲜见。我必须要在这里列举一个典型实例：人们将一个刚死的穷人的衣物扔出门外，两头猪路过时用鼻子拱了拱，然后用嘴叼起来晃了晃，一个小时不到，它们就死了。

"幸存者开启了特殊的自我保护模式。虽然具体方法不尽相同，却存在共同之处：不再互助，不再行善。为了避免接触到患者及其身边的一切事物，人们变得只顾自己不顾他人。

---

[1] 请参阅让·查尔斯·莱昂纳尔·德·西斯蒙迪所著的《中世纪意大利共和国史》，第 6 卷，第 11 页。——作者注

　　"在一些人看来，最佳的防疫措施就是有分寸地做事。他们三三两两地聚集到某处，将其他人隔离在外，有分寸地喝着酒、吃着饭、听着音乐，或者做些别的什么娱乐活动，总之两耳不闻窗外事。还有些人觉得，最好的方式是随心所欲地享受生活，把欲望的沟壑填满。他们从一个酒吧出来，又钻进另一个酒吧，甚至跑到无人敢入内的废宅中喝得烂醉。他们虽然放纵无度，但也十分谨慎，绝不会靠近任何患者。这是一段人心惶惶的岁月，无论是上帝的法则还是世俗的法律都成了空谈，因为那些执法者要么身患重疾，要么因病死亡，要么孤苦无助。在这种情况下，人们开始肆意妄为。

　　"有人选择了中庸之道。他们不克制也不放纵，而是率性而为。出门的时候，他们会拿上一束花，时而凑上去闻一下，因为他们认为空气里弥漫着尸臭。

　　"有人选择了冷酷。在他们看来，惹不起总能躲得起。于是，许多心里只有自己的人不管不顾地逃离了，丢下了家人、财富、房屋，躲到了乡下。他们似乎觉得，上帝惩罚的只是那些待在城市里的人，因此要赶快离开。

　　"然而，疫情超出了人们的想象。在各个阶层中均有人染病，尽管不会'全军覆没'，但也不会全部幸免。那些率先抛家弃子背井离乡的人，如今没有人看护，备受煎熬。我更想谈谈冷漠这件事。人们因恐惧而分离，再没有手足情深，再没有百年好合，再没有父爱如山。一些善良的人为患者提供了一些帮助，而更多的患者只能花大价钱请人来照顾自己，而那些人能做的只是递递东西，或许看看患者有没有断气。就算是肯出钱，也未必能够找到愿意接触患者的人。许多财迷心窍的家伙因此而丢了小命。即便是有钱人，也可能死得很孤独。不管是谁离去，都不会有朋友肯出面送行，只会被雇佣工抬进墓地。尸体被放到停尸架上，雇佣工们扛起停尸架，加快脚步赶到最近的教堂，走进墓地，毫无仪式感可言。

"那些身处社会底层的人，以及一部分身处社会中层的人则更为不幸。这一群体中的患者多达好几千人，因为得不到照料而相继离世。有的人走在路上，忽然倒地身亡；有的人死在家里，直到尸体散发出阵阵恶臭才被人发现。邻居不得不找来一些肯帮忙的人，一起对死者的屋子进行清理。每天上午都可以看到有尸体被人从房屋里抬出来。一个停尸架上有时候会放上两三具尸体，这些尸体会被送往墓地。无人送别，无人哭泣，事已至此，人们已对死亡麻木。一帮狐朋狗友在嬉笑怒骂、寻欢作乐，而对女人来说，保住性命才是最重要的，其他的只能以后再来考虑了。

"墓地都满了，人们只能开始挖坑，再把几百具尸体一个个、一层层排好，如同在港口堆叠货物一般。每排好一层尸体，就覆盖一层泥土，直到这个坑再也装不下。城市附近的村庄也是满目疮痍。穷困潦倒的农民和他的家人们得不到药物，也得不到帮助，要么倒在田间地头、荒郊野外，要么在家中等死，最后像牲口一样死去，毫无生而为人的尊严。无异于城镇市民，村民们也变得放纵无度，不再好好生活。在他们眼中，自己随时随地都可能死掉，所以哪里还顾得上积累财富，心想既然生不带来，那就死不带去。他们把牛羊赶出门，任由它们游荡于被弃的庄稼地。入夜后，那些牲畜又自己跑了回来。"

有数据显示，1348年，从3月开始，直到7月，仅城市死亡人数就不下10万人。

薄伽丘还说："华美的屋舍也好，宏伟的宫殿也罢，全都空空如也，见不到一个人影。无数贵族就此消亡！无数正值芳华岁月的年轻人，上午才在像堪比盖伦、希波克拉底、埃斯库拉庇乌斯一样的名医那里确认了自己的健康，中午与友人共度了美好的午餐时光，晚上却在另一个世界和朋友一起吃晚饭。"

或许有人会认为，薄伽丘对佛罗伦萨疫情的描述是杜撰的，是专门为故事集《十日谈》所创作的引言，其内容也毫无根据。然而，通过阅读其他知名作家的细节描写，我们可以肯定佛罗伦萨诗人薄伽丘的描述生动地再现了这段真实的历史。佐凡尼·微拉尼是当时赫赫有名的历史学家，他在佛罗伦萨染病，最终死去。作为他的弟弟，马泰奥·微拉尼前赴后继，开始进行历史研究，并在自己所编撰的编年史中，以瘟疫相关内容作为开篇。他亲历了那场令人震惊的死亡事件，所以才会在书中写道：这是自万物乘坐诺亚方舟躲过洪灾之后的最大一场灾难。通过他的记录我们得知，除了米兰与位于伦巴第北部的阿尔卑斯山一带之外，意大利半岛上的其他地区无一不被瘟疫造访过。疾病蔓延四处，直到 5 个月之后才逐渐销声匿迹。抛家弃子的人比比皆是，"除了异教徒与蛮族"，[1] 没人会如此冷酷。在佛罗伦萨，患者得不到丝毫照顾。无数人离开了这座"瘟疫之城"。这里的瘟疫暴发于 1348 年 4 月，结束于 9 月。在马泰奥·微拉尼看来，佛罗伦萨及其附近地区至少有 60% 的人口遇难。幸存者自然会深受影响。对此，马泰奥·微拉尼指出，照理说，人们在接受了上天的重罚之后理应会变好一些，然而现实情况并非如此。人们放弃了劳动，"肆意享受着他人遗留下来的财富"。在消除了瘟疫后，那里的有钱人整天游手好闲、吃喝玩乐、大肆挥霍；在宴会上、在酒吧里，他们纵情声色，肆意妄为。贫困的人也变了，无心劳动、懒惰懈怠。尽管有很多人死于瘟疫，然而剩下

---

[1] 引自《十日谈》的引言部分。——作者注

的人却没有去做该做的事。[1]

在那个时期，任何一座意大利城市都有着自己的编年史资料，在这些资料中，我们可以看到类似的记录。比萨的瘟疫结束于1348年9月，基本上家家户户都有2～3人病故，而且全家死亡的例子不在少数。每周，被送到墓地的尸体最少也有上百具。在掩埋尸体时，一些硬着头皮来送行的亲属不得不请求行人帮助，然而所有人都躲得远远的。"帮帮忙吧，把他抬到墓穴里去，"他们几乎是在哀号，"只有这样，我们大家死了之后，才会有人来抬一下啊！"这是《比萨编年史》中的片段，突如其来的瘟疫就是不期而至的死神，这样的故事在同期的资料中屡见不鲜。一个人，上午还精神抖擞，晚上就躺进了坟墓。[2]

《帕多瓦编年史》中写道，通常情况下，只要有一个人生了病，与他同屋的其他人也会染病，简单说来就是，瘟疫闯进门，带走所有人，"就连动物也不会放过"。一个陌生人抵达帕多瓦，他身上带有致命病菌。没过多久，城里的人全都得了病。灾难过去后，帕多瓦的人口骤降了2/3还多。[3]阿格尼欧禄·迪图拉是一位编年史作家，据他的记载，锡耶纳的瘟疫暴发于1348年4月，结束于10月，城里的人要么死掉，要么逃走。在5—7月这段时期内，死亡人数居高不下，有人想要雇佣劳力把尸体抬到公墓，但无人愿意前往。阿格尼欧禄·迪图拉写道："我的名字是阿格尼欧禄·迪

---

[1]　请参阅卢多维科·安东尼奥·穆拉托里所著的《意大利历史资料合集》，第14卷，第11—15栏。——作者注

[2]　请参阅卢多维科·安东尼奥·穆拉托里所著的《意大利历史资料合集》，第15卷，第1021栏。——作者注

[3]　请参阅卢多维科·安东尼奥·穆拉托里所著的《意大利历史资料合集》，第12卷，第926栏。——作者注

图拉，我曾有 5 个小孩，他们被我亲手放进了坑里，就像很多人所做的那样。"没有人是绝对安全的。关于世界末日的流言传遍天下，人们信以为真。按照阿格尼欧禄·迪图拉的估计，在前后 7 个月的时间里，锡耶纳及其附近地区的死亡人数可能有 8 万人左右。[1]

1348 年 5 月，奥尔维耶托也暴发了瘟疫，没过多久就有大约 500 人丧生，其中许多人都是突然倒下的。商铺被迫停业，许多行业都停止了经营。5 个月后，也就是 9 月的时候，这里的疫情得到了缓解，但很多家庭都不复存在了。[2] 可以看到，最先倒下的几乎都是里米尼的贫困者们，死得最多的也是他们。这年 5 月 15 日，第一位病患出现，到了 12 月，瘟疫才逐渐消失。依照里米尼编年史作家的说法，那里最后只剩下 1/3 的人口。[3]

一位不知姓名的意大利作家写道："突如其来的发烧和咯血，痈或瘘也逐渐出现在身上。"他谈到，生病的人几乎不可能活下来。病菌让患者的身体逐渐溃烂，然后又伺机跑到了其他人身上，哪怕只是说几句话的工夫。很多人死后被埋进坑里，都只是因为和患者说过话而已。"我曾亲身体验过。在为我进行放血治疗的时候，那人的脸不小心沾上了我的血液。

---

[1] 请参阅卢多维科·安东尼奥·穆拉托里所著的《意大利历史资料合集》，第 15 卷，第 123 栏。疫情暴发前，锡耶纳共有 10 万余人。人们计划按照兰多·奥雷菲切的想法，重启大教堂的建造工作。不料瘟疫在 1348 年汹涌而来，人们被迫停工，为此而募集的资金被用于推动其他必要的公共事务。（请参阅吉罗拉莫·吉利所著的《锡耶纳编年史》，第 2 卷，第 428 页）。——作者注

[2] 请参阅卢多维科·安东尼奥·穆拉托里所著的《意大利历史资料合集》，第 15 卷，第 653 栏。——作者注

[3] 请参阅卢多维科·安东尼奥·穆拉托里所著的《意大利历史资料合集》，第 15 卷，第 902 栏。——作者注

就在那天，他染病倒下，次日便命丧黄泉。承蒙上帝厚爱，我没死。我举这个亲身经历的例子只是想强调，人们会因为和患者交谈而染病。于是我们看到，当子女患病时，父母避之不及；当弟弟染病时，兄长不敢靠近；当丈夫生病时，妻子不愿照顾。如果说有人生病，其他人都会提心吊胆、小心翼翼，就连医生与神父也畏惧不前。即便是一具尸体，也会让人们惊恐地跑开。在很多地区都出现了这样的情况：一人生病，他的家人便会陆续丧命。死亡人数不断增加，既有的墓地被填满，新的墓地接二连三地出现。威尼斯死了将近 10 万人，尸体遍地。无人参加葬礼，无人吟唱挽歌。自 2 月开始，直到万圣节（1348 年 11 月 1 日），瘟疫在那里肆意凌虐着人类。在难得一见的葬礼上，唱着圣歌的只有一些少年。他们从未认真学习过这些歌，只能凭借记忆大声唱着，慢慢穿过大街小巷。"作者还指出，疫情结束后，大多数人都变坏了。他们抛弃了正直与诚实的优秀品质，不再以较高的道德标准要求自己。[1]

我们上面讲到了加布里埃莱·德姆西所记录的热那亚和皮亚琴察疫情，以及薄伽丘笔下的佛罗伦萨疫情，现在让我们来看看诗人彼特拉克所写的行云流水般的信件。在信件中，他叹息着帕尔马的悲惨境地。无异于别的城市，为了避免瘟疫，帕尔马也要求居民不得和灾区——佛罗伦萨、威尼斯、热那亚、比萨等地来的人接触，然而这么做却无济于事。最初，帕尔马所采取的封闭措施还是颇有成效的，所以瘟疫直到 1348 年6 月初才攻破了这座城市。[2] 此后的 6 个月里，帕尔马及其附近地区逐渐

---

[1] 请参阅卢多维科·安东尼奥·穆拉托里所著的《意大利历史资料合集》，第 16 卷，第 286 栏。——作者注

[2] 请参阅安杰洛·佩扎纳所著的《帕尔马史》，第 1 卷，第 12 页。——作者注

变得荒芜了。帕尔马和雷焦[1]的死亡人数达到了4万人左右。[2]当时，彼特拉克供职于帕尔马大教堂，是一位教士。在阿维尼翁的时候，他结识了劳拉·德·诺韦斯，并迅速地被她吸引住。劳拉·德·诺韦斯信仰基督教，而且已身为人母。彼特拉克从她那里找到了创作灵感。然而因为染病，劳拉·德·诺韦斯在阿维尼翁病故。1348年5月19日，彼特拉克在帕尔马收到了朋友路易的来信，这才得知劳拉·德·诺韦斯已经不在人世。[3]他在1个月后致信其身在阿维尼翁的兄弟，表达了自己的悲痛之情。他的兄弟是蒙里埃修道院里的一位修士，也是这座修道院里唯一的幸存者，而其他34位修士都已死于瘟疫。[4]他在信中写道："兄弟啊，兄弟！我的兄弟！虽然这是马库斯·图利乌斯·西塞罗在1400年前说过的话，可在这里，它开启的是一份全新的书信。啊，兄弟，说什么好呢！我不知道该说些什么！我不知道该去往何处！每个人都惊恐不安，每个地方都充满了哀号！啊，兄弟，我后悔来到这人世，后悔没在疾病来袭前离开这个世界。要怎样才能让后世之人相信，曾几何时，这世界变得空无一人，却不是因为战争或天灾！

"有谁听闻过这样的瘟疫吗？有谁亲眼目睹过吗？在年鉴里能看到吗？房屋被废弃，城市被毁灭，乡村被遗忘，目之所及只有遍地尸体。恐慌打破了世界的宁静，每个人都是那么的无助。该问谁呢？历史学家无言

---

[1] 雷焦是意大利南部的一座城市。——编者注

[2] 请参阅《帕尔马史散记》一文，出自卢多维科·安东尼奥·穆拉托里所著的《意大利历史资料合集》，第7卷，第746栏。——作者注

[3] 请参阅朱尔·米什莱所著的《法国史》，第4卷，第238页。——作者注

[4] 请参阅阿德里安·菲利普所著的《黑死病史》(1853年，巴黎版)，第103页。——作者注

以对，医生沉默不语，哲人愁眉苦脸，将手指放到唇边，示意你闭嘴。

"我们所经历的，后世之人如何相信？若非亲身经历，我们又何尝不觉得那只是梦境而已。出门满是悲戚者，归来无一守家人。直到这个时候，我们才真正看到了悲伤的模样，才明白这不是梦。

"啊，快乐的后世之人，你们不懂这艰难困苦，或许你们以为我们在说谎。的确，我们应该接受惩罚，哪怕是更加残酷的惩罚；祖先们亦是如此，唯愿你们可以免受折磨。"

彼特拉克还写道，祸及四方，似乎上帝已厌倦他的子民们，然而这样的想法，无疑是在亵渎上帝。"不管灾难的源头在哪里，不管它有多么深不可测，结局都已摆在世人面前。莫要再为世人叹息，自身的痛苦也不要忘记。我从意大利回来，这是第二年，而这一年的时间已溜走了好几个月。回头看看那些时间，回想一下原来的我们，以及如今的我们。此时此刻，我们的朋友在哪里呢？那些动人的容颜在哪里呢？那些欢声笑语在哪里呢？亲密无间的交谈在哪里呢？从前的我们生活在友情的世界里，而如今的我们却生活在孤苦当中。"

我们从彼特拉克的信件中看到了他米兰朋友的名字：帕加尼努斯，"帕加尼努斯发病了，在夜里，很突然。此前，他与朋友们共进了晚餐，又与我闲聊了几句。我们聊得很起劲，很享受这份友情。一整晚他都强忍着剧痛。第二天上午，他离开了我们。令人震惊的消息还有，他的家人在 3 天里相继离世，包括他的儿子。"[1]

彼特拉克与薄伽丘笔下的可怕场面再次上演：在 1348 年的春、夏两季，意大利境内的其他城市陆续暴发了瘟疫。最先沦陷的是威尼斯，因为

---

[1]　请参阅《家书》(1601 年版)，第 8 卷，第 290—303 页。——作者注

它的地理位置比较特殊。这里有好几十万人死亡，情况很严峻。[1]

巴尔托洛梅奥·切凯蒂研究了威尼斯的疫情及其医务人员的情况，[2] 并记录下了很多耐人寻味的细节。那时候，依照相关法律规定，理发师是不能行医治病的，然而瘟疫来袭后，无数人染病身亡，人们倍感恐慌，医务人员的需求量与日俱增。在这种情况下，身为理发师的安德烈亚·迪·帕多瓦毫不犹豫地救助了百余位患者，[3] 并因此得到了官方的行医特许。威尼斯在 14 世纪暴发的瘟疫有 15 次左右，而在编年史作家看来，他们在 1348 年遭遇了"大瘟疫"，或者说"恐怖的死亡"。在此之后，很多曾经有违律法的行为都被合法化了。[4] 那些恪尽职守的医务工作者得到了威尼斯政府所颁发的奖状，这也间接说明，威尼斯在首次疫情后，短期内死了不少人。因为人口骤减，威尼斯几乎成了一座空城。很多医生都选择了出逃，即便没有出逃，也会把门锁得死死的。随后，许多工匠[5]、青年、少年开始扮演医生的角色，并帮助众多患者挣脱了死亡。[6]

1348 年 3 月 30 日是一个周日。在这一天，一个由威尼斯市政会所组

---

[1] 请参阅卢多维科·安东尼奥·穆拉托里所著的《意大利历史资料合集》，第 12 卷，第 926 栏。——作者注

[2] 请参阅巴尔托洛梅奥·切凯蒂所著的《1300 年威尼斯医学》，出自《威尼托档案》，第 25 卷，第 361 页等。——作者注

[3] 请参阅巴尔托洛梅奥·切凯蒂所著的《1300 年威尼斯医学》，出自《威尼托档案》，第 25 卷，第 369 页。——作者注

[4] 请参阅巴尔托洛梅奥·切凯蒂所著的《1300 年威尼斯医学》，出自《威尼托档案》，第 25 卷，第 377 页。——作者注

[5] 这里的手工艺人应该指理发师。——编者注

[6] 请参阅巴尔托洛梅奥·切凯蒂所著的《1300 年威尼斯医学》，出自《威尼托档案》，第 25 卷，第 377 页。——作者注

建的三人委员会正式成立，其职责是对公共卫生情况进行监察。几天之后，委员会受命来到一座小岛。他们要在那里挖上一批足够深的土坑，以掩埋从医院运来的病故者的尸体，不管那些人生前是贫困还是富足。为了运送尸体，他们还得准备些船只。

有钱人纷纷出逃，官员们不知所踪，市政会变得冷冷清清，就连法定的办事人员都凑不够了。很多公证人都死了，监狱的门也不再紧闭。[1]灾难过去后，威尼斯参议会想要征集三位医生服务公众，却遇到了难以克服的困难。马尔科·莱昂是当地人，也是一位善良的医生，原本在佩鲁贾工作。1349年1月12日，他主动回到了故乡，他说："因为疫情，威尼斯找不到正直且合格的医生，一个都找不到。我选择回去，上帝将感到欣慰。"[2]

修道院所留下的资料也为我们提供了了解意大利疫情的途径。1347年，在修士们的推举下，贝尔纳德·托勒密成为橄榄会修道院的终身院长。第二年，即1348年，橄榄会中有80位修士因病去世，超过了总人数的一半，而新任院长贝尔纳德·托勒密也在其中。[3]

在源自该时期的意大利史料中，我们还可以看到许多这样的细节描述。通过阅读这些资料，大家将不难看出大瘟疫的恐怖程度，以及意大利半岛的受灾程度。据意大利年鉴显示，所有的城市、城堡、村镇都一片狼

[1] 请参阅巴尔托洛梅奥·切凯蒂所著的《1300年威尼斯医学》，出自《威尼托档案》，第25卷，第378页。——作者注

[2] 请参阅巴尔托洛梅奥·切凯蒂所著的《1300年威尼斯医学》，出自《威尼托档案》，第25卷，第379页。——作者注

[3] 请参阅塞孔多·兰切洛蒂所著的《橄榄会史》，第22页。——作者注

藉，尸体横陈。法律失去了效力，人们开始肆意妄为。[1]疫情结束后，法院里人满为患，遗产纠纷接二连三，而这一局面持续了很久。在瘟疫赶往其他岛屿的时候，意大利闹起了饥荒，经济变得更加萧条。出人意料的是，都到了这个时候，竟然还有人挥金如土。在这些人看来，逝者留下的财产，足够幸存者尽情享受。没人种地，也没人收割，物价却居高不下。市场被迫关门，城镇人烟稀少，仿佛回到了蛮荒时代。有消息称，在瘟疫过去后，意大利的人口骤降了一半。我们可以看到很多相关资料，所以这一数据是可信的。那时候，有一群学生从博洛尼亚回到了波西米亚，他们目睹了意大利在 1348 年的惨状。在本章的结尾，我们来看看他们的描述：

"那时候，学生们从博洛尼亚启程，准备回到波西米亚。他们看到，路上经过的每一座城市和城堡都是那么荒凉，甚至看不到一个人影。在很多人家中，奄奄一息的人们甚至因为极度虚弱而无法给彼此递上一杯水，更别提照顾和帮助了。他们痛苦不堪，度日如年。主持宗教仪式的神父也好，治病救人的医生也罢，都陆续病故。神父们相继离世，很多濒死之人得不到忏悔的机会，教堂也停止了宗教活动。为了掩埋尸体，人们挖出了一个个硕大的深坑。在很多地方，未及时掩埋的尸体发出阵阵恶臭。空气成了致命的毒气，比任何有毒食物都凶猛。除了一名学生，其他人都死在了返回波西米亚的路上。"[2]

---

[1]　请参阅拉法埃洛·龙西欧尼所著的《比萨史》，收录于《意大利历史文献》，第 4 卷，第 808 页。——作者注

[2]　请参阅约翰·洛泽斯所著的《布拉格编年史》，收录于《奥地利历史资料》之《意大利历史资料合集》，第 1 卷，第 395 栏。——作者注

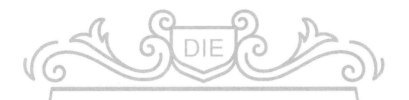

第三章

法兰西：祷告吧，各位

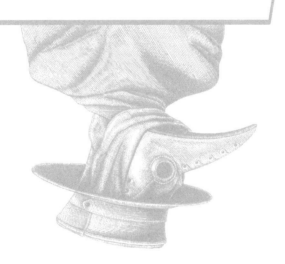

意大利暴发了瘟疫，与此同时，法兰西南部地区也出现了疫情。据一份来自阿维尼翁，记录于1348年的资料显示，当时有3艘热那亚商船来到了马赛，其中1艘携带有病菌。马赛人察觉出了问题，勒令商船赶紧离开。1348年的1月刚刚到来，马赛就暴发了瘟疫，不过也有人认为是1347年11月1日万圣节那天。[1] 作为法兰西南部地区的大型港口城市，马赛的死亡人数和意大利那些人口众多的城市差不多。据我们所知，在短短的1个月里，马赛及其附近地区的死亡人数就达到了5.7万人。[2] 据某部编年史记载，在那段时间里，"大教堂里的主教和所有教士、绝大多数托钵修士、宣教士、方济各会修士，以及2/3的平民百姓都染病而亡。"该资料还指出，人们时而会看到一些漂荡在海面上的商船，货物堆满了仓，人却不见一个。[3] 另一份与马赛疫情有关的资料说："亡者不计其数，城

---

[1] 请参阅菲利普·拉贝所著的《图书馆抄本新编》，第1卷，第343页。——作者注

[2] 请参阅夏尔·安哥拉达所著的《大瘟疫研究》，第432页。——作者注

[3] 请参阅《诺伊恩堡的马修编年史》，收录于约翰·弗里德里克·伯默尔所著的《德意志史料》，第4卷，第261页。——作者注

市仿若不在人间。"[1] 值得一提的是,牛津大学莫顿学院的英格兰医生威廉·格里桑幸运地逃过了一劫。彼时,他是赫赫有名的蒙彼利埃医学院里的一名学生。在马赛实习的他正好赶上了疫情。尽管如此,在两年之后,即 1350 年,他还是离开了人世。[2]

蒙彼利埃的状况更糟糕。那里本有 12 位地方法官及行政官员,不料却有 10 人在瘟疫中丧命。许多修道院的人员全部病亡。拥有约 140 位成员的多明我会可以说规模不小,但也只有 7 个人活了下来。[3] 西蒙·德·科维诺是来自巴黎的一名医生,他亲历了蒙彼利埃的悲剧。1350 年,他以亲身经历为主题创作了一批诗歌。他的诗歌与薄伽丘的文字有着异曲同工之处,充满了寓意。这些作品是有价值的,因为不管是薄伽丘还是西蒙·德·科维诺,都是灾难的亲历者。因为拥有丰富的医学知识,所以西蒙·德·科维诺对疾病的症状进行了记录,于我们而言,这十分重要。他将这种疾病命名为 Pestis inguinaria,简单来说就是来自东方的淋巴腺鼠疫。依照他的记录,患者最初会感到腋下或腹股沟一阵阵灼痛,而后这种痛感会窜到心脏附近。接着,身体重要部位会呈现出发热症状,感染部位主要集中在心脏、肺部、呼吸道等。不久之后,患者会变得极度虚弱,奄奄一息,无法和病魔做斗争。

---

[1] 请参阅《罗勃多夫的亨利编年史》,收录于约翰·弗里德里克·伯默尔所著的《德意志史料》,第 4 卷,第 560 页。另有资料表明,因为疫情,马赛的"人口急速减少""周边城镇也死了好几千人"。《布拉格编年史》,收录于《奥地利历史资料》之《意大利历史资料合集》,第 1 卷,第 395 栏。——作者注

[2] 请参阅让·阿斯特吕克所著的《蒙彼利埃医学院史》(蒙彼利埃,1862 年版),第 184 页。——作者注

[3] 请参阅夏尔·安哥拉达所著的《大瘟疫研究》,第 432 页。——作者注

西蒙·德·科维诺发现，这种疾病有一个极为特殊的特点："每位患者都表现出了瘟疫的症状。他们面无血色，就像被可怕的死亡笼罩着。从他们的神情中，可以看到瘟疫留下的印记。面无血色，证明重疾缠身。他们的脸上还会呈现出濒死的征兆。这种特殊的疾病和气候无关，不管是炎夏还是寒冬，它都在四处游走。高原也好，低地也罢，干燥也好，湿润也罢，都无法抵挡它的侵袭。最冷和最热的时节，反而是它最疯狂的日子。"

毋庸置疑，这是一种传染性疾病。西蒙·德·科维诺表示："瘟疫会破门而入，然后带走家里的所有人。"瘟疫的蔓延是疯狂的，"一人生病，全世界遭殃"。传染途径不光有身体接触，还有空气传播。那些坚守职责，服务于患者的人们一个个倒下。"作为备受尊崇的灵魂医者，神父们在拯救逝者灵魂的时候被传染，原因不过是碰到了患者身体，或者吸入了被污染的空气。有时候，患者尚未断气，神父却先行一步。"人们不仅认为患者的衣物会传染疾病，还认为他们屋里的家具陈设也是传染源。西蒙·德·科维诺说，当上天的惩罚初到来时，相较于别的城市，蒙彼利埃拥有更多的医生，可这些医生后来基本上都死了。由此可见，当时的医学水平不足以抵挡瘟疫的侵袭，甚至可以说对瘟疫束手无策。

西蒙·德·科维诺记录下了蒙彼利埃所遭遇的不幸。在死难者中，贫困者为数最多。他们生活在恶劣的环境中，极易染病，而且因为穷困潦倒而无法像富人那样获得治疗，从而挣脱死亡的威胁。西蒙·德·科维诺在描述疫情传播情况时说："病故者比幸存者多出很多。如今（即1350年），所有城市都失去了大量人口。有数不清的房屋紧闭着门，也有数不清的房屋敞开着门，它们的主人和房客再也不会回来了。"西蒙·德·科维诺最后还谈到了人性的堕落——关于那些幸存者。在他看来，上天的惩罚对他们的道德观造成了消极的影响。[1]

马赛的瘟疫蔓延得很快，沿着隆河谷一路向西，来到了朗格多克。同样地，蒙彼利埃的瘟疫也在疯狂地扩散着。1348 年大斋节过后的第一周，瘟疫来到了纳博讷。有数据称，那里死了大约 3 万人。毫无疑问，上天的惩罚是严酷的，以至于这座古老的城市从此一败涂地，彻底沦为蛮荒之地。[2]

没过多久，法兰西境内的阿尔勒就暴发了瘟疫，人口减少了半数以上。[3] 阿维尼翁的疫情出现得较早，也就是 1348 年 1 月。6 年前，武断专横的克雷芒六世在这里成为教皇。恐怖疾病悄然而至，在人们尚未察觉之时，加尔默罗会就失去了 66 位成员。据说，在疫情出现的前三天里，共有 1800 人丧生。瘟疫折磨了阿维尼翁 7 个月，夺走了 15 万人的生命，包括前文提到的劳拉·德·诺韦斯：她是彼特拉克的知己，病故于 3 月 27 日，也就是那年的受难日。[4] 阿维尼翁的灾难引起了英格兰人的关注和讨论。[5] 据我们所知，一方面，因为居住环境太不卫生，相当数量的犹太人染病身亡；另一方面，生活在阿维尼翁的西班牙人则因为过得太舒适而轻易患病，死亡人数并不比犹太人少。[6]

---

[1] 针对 1348 年的瘟疫，时人写了一些小册子，请参阅《法国档案学院文献》，第 1 系列，第 2 卷，第 201—243 页。——作者注

[2] 请参阅亨利·马丁所著的《法国史》，第 4 版，第 5 卷，第 109 页。——作者注

[3] 请参阅阿德里安·菲利普所著的《黑死病史》，第 103 页。——作者注

[4] 请参阅夏尔·安哥拉达所著的《大瘟疫研究》，第 431 页。——作者注

[5] 请参阅雷纳夫·希格登所著的《列国编年史》（历史资料汇编版），第 8 卷，第 344 页。——作者注

[6] 请参阅 L.A. 约瑟夫·米雄所著的《与 1348 年大瘟疫有关的未发表文章》（1860 年巴黎版），第 22 页。——作者注

没过多久，因为有太多人病死，人们变得恐慌不安。有作家曾对教皇克雷芒六世在阿维尼翁的生活做过记录，同时他还提到："每个人都担心自己性命不保，都会远离那些长有溃疡和疖子的人，无论那人是谁，关系如何。病床前面，父母与子女就像是陌生人。家里一旦有人生病，剩下的人都难逃一劫，相继离世。那些动物，不管是猫还是狗，抑或是鸡，也所剩无几。因为害怕，人们开始逃亡。于是，一部分原本有希望活下来的患者最终因为无助而撒手人寰。还有一部分患者还没咽气就被埋进了土里，因为有人觉得他们已无药可救，便把他们放进了土坑。"

这位作家还发现，在危急关头，教皇克雷芒六世表现出了仁慈的一面。他要求医生坚守岗位，服务患者。"由于既有的墓地不够用，因此教皇斥资购买了一大片土地，只为让逝者安息。长眠于此的人不计其数。"[1]

在阿维尼翁，生活着一位来自低地国家[2]的传教士。他曾致信身在布鲁日的友人，向其描述阿维尼翁在瘟疫时期的情况。于我们而言，这封书信既独特又重要。疫情初现的时候，传教士与一位红衣主教正在赶赴罗马教廷。"这种疾病的症状及传播方式大致有3种。第一种，包括肺部在内的呼吸系统被感染，哪怕只是轻微的感染，都会导致这些器官溃烂坏死，毫无治愈的可能，患者在几天之内便会死亡。在教皇下令后，很多意大利城市，以及阿维尼翁的医生通过各种检查找到了病理。他们通过尸检发现，那些在短时间内死去的人全都是因为肺部感染所致，而且死前伴随有咯血

---

[1]　请参阅艾蒂安·巴吕兹所著的《阿维尼翁的教皇》，第1卷，第254页。一本关于克雷芒六世的传记（第274页）写道，公墓挖了许多大坑，将死者如"牛群"般埋葬。——作者注

[2]　低地国家是荷兰、比利时、卢森堡的统称。——编者注

症状。最让人不安的是，这种疾病具有极强的传染性。所有去探望、慰问及接触过患者的人，甚至搬运尸体的人都会被传染并走向死亡。没有人知道自我保护的方法。"他记录道。

"现在，这种疾病除了会通过上述方式进行传播之外，还有其他的传播方式。第二种，患者的腋下会长出肿块并化脓，这类患者同样会迅速死亡。第三种，患者的腹股沟出现肿块。与上述两种情况一样，这类患者也会很快死去。情况糟透了。因为担心被传染，医生拒绝替患者治疗，哪怕患者愿意付出一切，医生也无动于衷。儿子病了，父亲会躲开；女儿病了，母亲会远离；弟弟病了，哥哥不照顾；父母病了，子女不探望；朋友病了，人们避之不及。谁也不会去见生病的人，无论他们之间曾经有着多么深厚的亲情与友情，因为没有人不惜命，没有人想马上死去。当然，也有不少人因为爱而死去。他们本可以选择逃避，但他们没有那么做。他们是虔诚的人，心有大爱，所以不顾一切地去见了病中之人。

"简单来说，阿维尼翁失去了半数人口，甚至更多。在这座城市里，有超过 7 千座废弃房屋，紧闭的大门告诉我们，它们的主人已离开了人世。郊区更是变得荒无人烟。教皇在城市附近买了块地，建成了公墓。自 3 月 13 日以来 [1]，共有 1.1 万名逝者在那里被埋葬。这还不包括被埋葬在圣安东尼医院墓地、宗教团体墓地等处的逝者。我还要谈谈阿维尼翁附近地区的情况。在马赛，只有两扇不大的城门是开着的，城里只剩下 1/5 的人。

"普罗旺斯省内各大城镇的情况也同样如此。瘟疫跨过了隆河，来到了图卢兹，席卷了无数城市与乡村，看起来愈发疯狂了。伴随瘟疫到

---

[1] 信件是 1348 年 4 月 27 日寄出的，3 月 13 日大概是在 6 个星期之前。——作者注

来的是对死亡的恐惧，没有人敢和患者及死者家属交谈。人人都在说，家里一旦有人病亡，其他人就都会走上绝路。没有人不相信这些话。陪在患者身边的不是家人，而是狗。未染病的人会给患者带来食物，但他们通常都是立刻放下，然后撒腿就跑。每当有人死亡，人们就会花大价钱请那些被唤作'加伏提'的劳力来搬运尸体。对于患者来说，不会有亲戚朋友来探望，也不会有神父来聆听忏悔、送行或举行葬礼。未染病的人心里只有自己。有钱人也会死，然后被一帮劳力抬进墓地。没有蜡烛、没有眼泪、没有葬礼，无人道别。这种悲剧，日日都在上演。一看到尸体，人们就会马上跑回家里。加伏提们虽然身体健硕，却也逃不出瘟疫的爪牙。那些在平日里靠有钱人施舍的面包过活的穷人们越来越少了。在此之前，有钱人每天要花上 64 袋麦子来制作面包，而每袋能做 50 条左右。事到如今，他们每天只花得上一袋，甚至半袋。

　　"有数据称，自 1 月 25 日至今（也就是 4 月 27 日），在短短 3 个月的时间里，阿维尼翁共有 6.2 万人死亡。在经过慎重考虑后，教皇在 3 月中旬颁布了特赦期，即从现在到复活节之前。在此期间，上帝会原谅那些真心悔过的人，哪怕他突遭不测。教皇还要求人们，每个星期都要举办忏悔游行，诵读和吟唱连祷文。据我所知，忏悔游行的规模在两千人左右，都是从附近地区赶来。他们都光着脚，有人身穿麻布做的忏悔服，有人将灰撒在额头上，有人一边哭一边走，有人扯着自己的头发，有人拿鞭子把自己打得浑身是血。教皇有时会出现在这种场合检阅游行。为什么会发生这样的事，这样的事会持续到什么时候，除了上帝，没人知道……

　　"因为携带有不明粉末，一些可怜的人锒铛入狱，被控在井里下毒。人们不敢喝井水了。每天都有人因下毒罪名被判处火刑。到底公不公正，除了上帝，没人知道。

"鱼不再是人们的食物，特别是海里的鱼，因为人人都说被污染的空气把疾病传染给了鱼。人们只会吃存放了一年以上的香料，因为他们担心那些商船运来的新香料会传染疾病。事实上，的确有些人在吃了海里的鱼，或者新香料之后，染病身亡。

"朋友，看完这封信，你应该明白，我们正身处险境。假如你想安然地生活下去，我的建议是：节食、保暖，凡事不可过度。最为关键的是，除了极少数呼吸正常的人之外，不要和别的人聊天，特别是在近期。当然，最好等到疫情过去再出门……

"你要明白，听说教皇这几天已经从阿维尼翁启程前往斯特拉城堡，那里距离瓦朗斯有两里格^[1]远，位于隆河河畔。教皇会在那儿待到疫情结束。当然，教廷并没有搬离阿维尼翁，不过履行职务的时间已经延迟至圣米迦勒节^[2]后。稽核员、辩护律师、检控官，那些人要么病死了，要么逃走了。我准备听天由命。见到教皇离开了，我的红衣主教也打算走了，我会跟他一起走。在迷雾重重的山区里，尚存几处安全的地方。人们认为那是最后的希望，如果想要活下去的话。愿全能且善良的上帝能指引我们做出最正确的选择，阿门！"^[3]

这封信所说的情况在另一封信里得到了验证。那封信的作者是一位不知姓名的传教士，他指出，在3月13日至4月27日之间病逝的人有1.1万名，全都埋葬于教皇下令开辟的新墓地。这一数据或许有些夸大其词。

---

[1] 1里格约等于5千米。——编者注

[2] 西方教会规定，每年的9月29日为圣米迦勒节。——编者注

[3] 请参阅《佚名教士的家书》，收录于约瑟夫·让·德斯梅所著《佛兰德斯编年史汇编》，第3卷，第14—18页。——作者注

另一种说法是，自瘟疫于 1 月 25 日暴发至作者写下这封信，前后共有 3 个月时间，其间的死亡人数为 6.2 万人。通常情况下，人们在记录重大灾难时并不会刻意减少死亡人数，只会有意夸大，而眼下这个描述阿维尼翁及其附近地区死亡情况的数据非常详细，因此应该是可信的。1348 年复活节的第一个周日，作者写下了这封信。他十分明确地提到，大斋节是疫情最严重的时期。对此，我们在一份来自德意志的编年史资料中找到了佐证："不仅是威尼斯，整个意大利，还有普罗旺斯，特别是那些沿海城市都死了很多人。在大斋节第 4 个周日后的 3 天内，作为罗马教廷所在地的阿维尼翁就死了 1400 人。"[1] 那一天是 3 月 30 日。由此可见，在 3 月的最后一天及 4 月的最初两天内，那里平均每天有大约 450 人死去。

如果没有居伊·德·肖利亚克所留下的疫情资料，我们恐怕很难全面地了解到阿维尼翁当时的情况。居伊·德·肖利亚克是教皇克雷芒六世的御用医生。在疫情暴发后，他恪尽职守，照顾着病人。虽然他后来也不幸染病，不过值得庆幸的是，他最终战胜病魔，这或许是因为他一直善良地帮助患者。他用笔记录下了自己的所见所闻。他写道，1348 年 1 月，瘟疫暴发，并肆虐了 7 个月之久。"疫情主要有两个阶段。第一阶段历时两个月。患者高烧不退，咯血，不出 3 天即病逝。"第二阶段历时 5 个月。患者依然会表现出高烧不退的症状，此外，腋下或腹股沟会出现痈或横痃，病程大概为 5 天。这种病的传染性很强（特别是在患者咯血的时候），凡是接触过患者的人都会染病，哪怕只是在一旁看上几眼。所以，很多患者都很无助，包括最后下葬时，就连神父都不愿出面为他们祈祷。

---

[1] 请参阅《罗勃多夫的亨利编年史》，收录于约翰·弗里德里克·伯默尔所著《德意志史料》，第 4 卷，第 560 页。——作者注

"父子形同陌路，父慈子孝的情景不复存在。只有不到 1/4 的人幸免于难。因为担心被传染，医生拒绝出诊；就是得到了治疗，患者一样会死掉。直到疫情即将结束时，才有了少量康复的病例。至于我自己，玩忽职守必将背负骂名，所以我不会那么做，虽然我恐惧不已。"居伊·德·肖利亚克一度染病，在那 6 个星期里，他命悬一线，不过最终还是活了下来。[1]

教皇听从了居伊·德·肖利亚克的建议，离群索居，并常常在屋子里生火。在上一次瘟疫突然暴发的时候，教皇尼古拉四世也曾这样做过。普罗旺斯及其周边地区的死亡人数是令人震惊的。在 1348 年大斋节期间，多明我会失去了至少 358 位修士。11 月末的时候，瘟疫依然盘旋在阿维尼翁的上空。教皇克雷芒六世在 23 日致信匈牙利国王路易一世时，解释说迟迟未联系是因为遭遇了"置人死地的疾病[2]瘟疫席卷了阿维尼翁等地，无数人死于非命。这是上帝的惩罚，让疾病带走那些教友的生命，并迫使剩下的人远离教廷。"[3]

随着夏天的到来，阿维尼翁的疫情得到了缓解。正在维罗纳召开会议的方济各会总部收到了教皇克雷芒六世万分悲痛的来信。信里写道，世界被苦难占领，人们悲痛欲绝，尤其是对那些"死于瘟疫的男女老少，无论他们是有钱人还是贫困者"。他希望疫情能快点结束，倡议所有参会者都为此而祈祷，并赦免了"有可能在参会期间，以及返回途中染病身亡的

---

[1] 请参阅夏尔·安哥拉达所著的《大瘟疫研究》，第 413—414 页。——作者注

[2] 请参阅乔舒亚·巴尔内斯所著的《爱德华三世传》，第 435 页。——作者注

[3] 请参阅蒂纳所著的《匈牙利历史文献》，第 1 卷，第 767 页。——作者注

参会者"。[1] 有数据显示，意大利的方济各会在疫情期间失去了3万名修士。

瘟疫在1348年闯入了法兰西，而后迅速蔓延至各地。那位来自低地国家的传教士在阿维尼翁写下了那封信，并在信中说，普罗旺斯已经沦陷，而西边的图卢兹或许会在4月末遭遇疫情。这年8月，波尔多暴发了瘟疫。爱德华三世之女琼和卡斯蒂尔国王之子佩德罗的婚事也因此终止——琼死在了出嫁的路上，就在波尔多。

法兰西北部地区的情况也很糟糕。里昂博物馆藏有一则碑文，它的存在证明当地的确暴发过瘟疫。碑文告诉我们，当地市民米夏埃尔·潘克索斯在1352年出资修建了一座小教堂，以方便那里的人们为"在1348年瘟疫中丧生"的家人做弥撒。[2] 一位布鲁日神父曾收到一封从阿维尼翁寄来的信件。这封信件记录了瘟疫是如何发生发展的，应该是写于疫情期间。信中写道："1348年，人们口中的瘟疫、传染病、'大死亡'不但没有消失，反倒越来越严重，并开始向别处蔓延。这或许就是上帝的安排。它席卷了勃艮第、诺曼底等地，无数人与动物死于其手，而这种局面在短时期内是不会改变的。"[3]

瘟疫在1348年圣雅各节（也就是7月25日）前后来到了诺曼底。福卡蒙修道院为我们提供了一份书写记录："诺曼底迎来了1348年的圣雅各节，随之而来的还有'大死亡'。先是加斯科涅、普瓦图、布列塔

---

[1]　请参阅卢克·沃丁所著的《方济各会编年史》(1723年版)，第8卷，第25页。——作者注

[2]　请参阅奥利维尔·德拉海所著的《1348年大瘟疫之诗》，乔治·吉格所作引言第18页注释。——作者注

[3]　请参阅《佚名教士的家书》，收录于约瑟夫·让·德斯梅所著《佛兰德斯编年史汇编》，第3卷，第19页。——作者注

尼，然后是皮卡第。那是一种令人恐惧的疾病，每到一处都会带走当地至少 2/3 的人。儿子病了，父亲不会在身边；妹妹病了，哥哥不会去探望。人人自危，不再互助，因为疾病会通过空气传播，感染者只有死路一条。哪怕只是把尸体抬到墓地，也没有人愿意。人们口口声声地说着，世界末日降临了。"[1] 另一份与诺曼底疫情有关的资料中，利奥波德·维克托·德利勒看到了更加悲惨的一幕。凡是被瘟疫侵袭的地方，无论是城镇还是乡村，都只剩下很少一部分居民。"那时候，诺曼底死了很多人，皮卡第也是。"[2]

　　巴黎也未能逃过一劫，瘟疫暴发时间大概是 1348 年刚入夏后不久。圣丹尼镇的编年史告诉我们："1348 年，所谓的'大死亡'盯上了法兰西，而后在那里肆虐了一年半左右。巴黎的日均死亡人数大约有 800 人。据说，整个疫情期间的死亡人数有 5 万人之多，仅圣丹尼镇一地就死了 1.6 万人。"[3] 兰斯的加尔默罗会在其编年史中提到，巴黎死了 8 万人，[4] 比许多地方都多，而且当中还有路易十世之女纳瓦拉的琼公主，以及瓦卢瓦王室腓力六世之妻勃艮第的琼王后。

　　在《南吉斯的威廉编年史》的续篇中，可以看到巴黎瘟疫暴发后，整个法兰西的详细情况。这部编年史大概是在 1368 年之前写完的，从中可以看到："这一年（即 1348 年），以及第二年，法兰西的巴黎等地的居民死亡

---

　　[1]　请参阅利奥波德·维克托·德利勒所著的《内阁文书抄录》，第 1 卷，第 532 页。——作者注

　　[2]　请参阅利奥波德·维克托·德利勒所著的《内阁文书抄录》，第 1 卷，第 532 页。不知道为什么，作者写到此处便戛然而止。——作者注

　　[3]　请参阅亨利·马丁所著的《法国史》，第 5 卷，第 111 页。——作者注

　　[4]　请参阅纪尧姆·马洛所著的《兰斯史》，第 4 卷，第 63 页。——作者注

无数，而且青年人多过老者。人们甚至找不到合适的地方来埋葬尸体。一些患者在发病后两三天便死亡。前一天还好好的，后一天就躺在了坟地里。患者的腋下或腹股沟长出了肿块，这意味着他们已无药可救。医生们称这种疾病，或者说瘟疫叫'流行病'。从 1348 年到 1349 年，人口大面积死亡，实在是骇人听闻，也无史可鉴。人们在交往过程中被传染，而后走上末路。身强力壮的人不过是来看了看患者，就有可能染病身亡。在大大小小的城镇里，神父恐慌地躲了起来，而一些勇敢的、虔诚的人们开始替他主持圣事。在很多地方，人们的存活率只有 1/15。

"死在巴黎主宫医院里的人特别多，墓地每天都会接收超过 50 具来自该医院的尸体，而且这种情况持续了很久。[1] 医院中那些虔诚的修女十分勇敢，依旧谦虚谨慎地照顾患者。她们这么做并非为了得到社会的赞扬。很多修女最后都到了基督身边，对此，人们毫不怀疑。"

编年史还提到，瘟疫也席卷了德意志与加斯科涅："瘟疫掠过了一座座城镇，一个个乡村，一户户人家，在人群中蔓延，祸害了法兰西之后又去了德意志。相比较而言，德意志的情况似乎要好一些。

"自 1348 年至 1349 年，瘟疫大多时候在法兰西作祟。当它离开后，很多城镇与乡村都变得清冷寂寥。"编年史编纂者写道。

到了最后，似乎是为了补偿自己，人们开始随性而为："可是，上帝啊，瘟疫并没有推动世界的进步！它走的时候为幸存者留下的是更为强烈的贪欲。虽然得到了更多的财富，可那些人毫不满足。他们越来越贪婪，

---

[1]　所有版本的编年史都出现了"quingente（500）"这个词。许多资料将其解释为：每日埋葬 500 逝者。H. 热罗受法国历史学会委托续编了《南吉斯的威廉编年史》，在他看来，这个词应该写作"50"。他在两份手稿某个页面的空白处都写有"巴黎主宫医院每天死亡人数"这句话。由此可见，上述段落中的"50"应该是来自这份手稿。——作者注

为了钱针锋相对，各种纠纷和诉讼无休无止。"物价居高不下，无论是家具还是食品，所有东西的价格都涨了一倍，只有花上大价钱才能请到仆人。"从此之后，爱心被遗弃，冷漠与恶意占据了上风。在那些城镇、乡村或者家里，想要学习基础语法知识的孩子们竟然找不到老师。"[1]

在危急关头，法兰西国王腓力六世要求巴黎的医生们对患者进行会诊，找出击退瘟疫的最佳途径。研究报告拟定于 1348 年 6 月公开。[2] 令人惋惜的是，面对腓力六世的询问，医生们虽然能够给出严谨的答案，却无法说出哪怕一丝一毫的历史细节。他们只是含糊地说了下瘟疫有可能的来源，以及一些治疗方案和防疫措施，但强调了瘟疫的传染性，并要求人们尽可能地远离患者。医生们指出："与患者同居一室者，特别是关系亲密者更要注意，因为他们与患者有直接接触。他们必须选择离开，要不然会有更多的人死去。"[3]

与此同时，瘟疫又将目标锁定在法兰西西北部地区。有消息称，亚眠一地的死亡人数为 1.7 万人。第二年入夏之后，即 1349 年的夏季，疫情进入了最凶猛的阶段。从巴黎开始，瘟疫开始向两个方向蔓延：一路从诺曼底到各个沿海城市，并于 7 月、8 月入侵了加来及其附近地区；另一路在秋冬气候所形成的阻力下，缓慢蔓延至比利时及荷兰。

1349 年 6 月，亚眠市长向腓力六世递交了新建公墓的申请并得到了批准。有文献记录了亚眠的疫情：情况十分严峻，既有墓地不够用，无数

---

[1] 请参阅 H. 热罗所著的《南吉斯的威廉编年史》（续编），法国历史学会出品，第 2 卷，第 211—217 页。——作者注

[2] 医生们在报告中写的是："下个月的 17 日，也就是 7 月 17 日。"——作者注

[3] 请参阅 L.A. 约瑟夫·米雄所著的《与 1348 年大瘟疫有关的未发表文章》，第 22 页。——作者注

尸体得不到合理安置。腓力六世回复道："这座城市死了太多人了，从发病到死亡，时间是那么短，晚上发病，第二天早上就没了气，听说还有更加糟糕的病例。"[1] 这一情况发生在 1349 年 6 月。到了 9 月，当地政府出面解决了一起纠纷：某皮革制造厂的工人集体要求涨工资，"因为劳动力骤减"。一方面，工人们急迫地想要加薪；另一方面，政府及时地做出了反应，从中不难看出，所有人都觉得眼下的形势十分危急。[2] 摆在亚眠眼前的困难，不久之后就会出现在法兰西、德意志与英格兰面前。这无疑是个难题：疫情结束后，劳动力供不应求。

吉勒·利·穆伊西斯是图尔奈圣马丁修道院的院长，他所撰写的编年史十分详尽，从中我们可以看到法兰西的局面，以及图尔奈在 1349 年8 月暴发瘟疫后的相关情况。吉勒·利·穆伊西斯同样是瘟疫的亲历者。他写道："没有人知道，这个国家到底死了多少人。那些路过的游人、商人和朝圣者告诉我，他们常常看到失去主人的牛群游荡在田地里、城市中，以及荒野上。粮仓和酒窖都开着门，里面一个人也没有，或者说周围也没有人。很多城镇与乡村，原本有 2 万人的，现在只剩下 2000 人，原本有 1500 人的，就只剩下百十来人了。大面积的庄稼无人耕种，成了荒地。我是从一位精通律法的爵士那里听说这些的。他是巴黎市议会的成员之一。受命于腓力六世，他跟随一位主教前去拜见阿拉贡国王佩德罗四世。在回国的路上，他们在阿维尼翁停留了一会儿。他说，很多可信的巴黎人

---

[1]　请参阅奥古斯丁·蒂埃里所著的《第三等级史未发表文献合集》，第 1 卷，第544 页。——作者注

[2]　请参阅奥古斯丁·蒂埃里所著的《第三等级史未发表文献合集》，第 1 卷，第546 页。——作者注

和阿维尼翁人跟他说了这些事。"

吉勒·利·穆伊西斯在讲完某位前往圣地亚哥朝圣的人所留下的资料后，以诗歌形式描述了他的一段见闻，那是 1349 年夏季的图尔奈。他先是写了上帝的震怒，而后讲到了瘟疫如何从东方来到法兰西和佛兰德斯。和别的作者一样，他也表示自己其实很困惑，本不想旧事重提，唯恐后世之人觉得荒谬。[1]游人也好，商人也罢，他们所讲的都是同一出悲剧：尸体横陈、痛不欲生。在吉勒·利·穆伊西斯的诗歌中，我们看到最多的是图尔奈的疫情。

身为图尔奈主教，约翰·德·普拉蒂斯是首批遇难者之一。他原本不在图尔奈生活。在 1349 年 6 月 11 日，也就是当年圣体节那天，他到阿拉斯主持了一场宗教游行，并于第二天就离开了。他本来要去坎布雷，却在 13 日突然死亡。[2]随后，人们把他安葬在图尔奈。吉勒·利·穆伊西斯继续写道："时间在慢慢流逝。"在图尔奈，1349 年 8 月初之前死亡的人中尚无一位名人。圣约翰节[3]过后，墨尔登绍的圣皮亚堂区暴发了瘟疫，其他堂区紧随其后。教堂天天都需要接收尸体，有时候是 5 具，有时候是 10 具，有时候是 15 具。圣布里塞堂区甚至一天会死去二三十人。堂区教堂的助理神父、堂区执事、教堂司事等为了敛财没日没夜地敲着钟。这座城市里的人们每天都生活在恐慌之中。

---

[1] 对于在这场瘟疫中所看到的一切，我说不出口。——作者注

[2] 请参阅皮乌斯·博尼费修斯·加姆斯所著的《天主教会主教名录》，他认为约翰·德·普拉蒂斯死于 1349 年 6 月 13 日。——作者注

[3] 圣约翰节为每年的 6 月 24 日。——编者注

官员们后来觉察到，疫情当前，而主教座堂[1]教士团监理，以及神父们却毫无恻隐之心，甚至认为瘟疫是敛财的好机会。一番讨论之后，官员们出台了一些规定，例如未婚同居者若不即刻结婚，那就必须分手；逝者尸体必须马上埋葬，墓坑深度不得低于 6 英尺；禁止在葬礼上敲钟；禁止将尸体送到教堂做圣事；在举行葬礼时，只需把棺材放在地上；逝者入土后，禁止在其住所中聚集；周六正午过后，以及周日全天停工，并不得组织及参与掷骰子等娱乐活动；不得对他人恶语相加。

这些规定实施了一段时间，但在此期间，患者数量有增无减。在圣马修节[2]当天，政府部门又进一步规定：禁止敲钟；只允许一到两人参加葬礼；禁止身穿黑色的衣服。在吉勒·利·穆伊西斯看来，政府所采取的措施是有好处的。他表示，据说很多同居者选择了结婚，咒骂他人的现象也少了很多，鲜见有人玩骰子，以前负责制作骰子的工匠把那些"方块"做成了"用以记录祈祷文诵念次数的圆球"。

吉勒·利·穆伊西斯竭尽所能再现自己的所见所闻，"为了让后世人相信，图尔奈真的遭遇过这样一次惨绝人寰的灾难。我在圣诞节期间听说，图尔奈已经死了 2.5 万余人，而且令人疑惑的是，其中有很多是有权有势的人。好酒之徒、从未看望过患者的人，以及远离污染空气的人却都幸免于难。那些曾经一度，或者总是和患者同处一室的人，有的病入膏肓，有的撒手人寰。相较于开阔地带，集市与贫民窟的死亡人数要多得多。在同一屋檐下，如果有一两个人病亡，那么其他人多半都会很快倒下。很多

---

[1] 在教区中享有特殊地位，由施行主教制的基督教派（譬如天主教及东正教等）修建并管理。——编者注

[2] 圣马修节为每年的 9 月 24 日。——编者注

时候，一家数口无一幸免，就连猫狗都会死光。无论有钱的人、没钱的人还是中等人家，统统都有可能得病。人们度日如年，只能听天由命。瘟疫没有放过那些听患者忏悔，为亡灵祷告的专任神父、助理神父，以及和神父一起去探病的堂区执事[1]，相关数据并不乐观。"

与图尔奈一样，在河对面，数个堂区的情况也十分糟糕。不过，大部分突然死亡的人都在入土前被安排做了圣事。在谈到死亡速度时，身为圣马丁修道院院长的吉勒·利·穆伊西斯所说的话和彼特拉克、薄伽丘如出一辙。晚上人还没有什么异常，还能聊天，没想到第二天就死去了。他还谈到，那些去探过病的神父也都死了。[2]城墙之外，出现了两座崭新的墓地：一个在圣十字会的修道院中，一个在德瓦勒麻风病医院旁边的农田里。他还说，奇怪的是，竟然有人反对修建新墓地这一防疫措施。那些人抱怨连天，究其原因，是政府禁止人们把逝者尸体埋在自家墓地里。然而，政府坚持自己的立场。瘟疫肆虐之下，政府派人在新墓地里挖了许多深坑，以埋葬与日俱增的尸体，那些尸体一层层堆叠，层与层之间用薄土相隔。[3]

对于作者所记录的数字，有人提出了质疑，他们认为当时欧洲的死亡人数并没有那么多，甚至作者给出的数据有可能超过了 14 世纪中叶欧洲的总人口。不可否认，我们在大部分资料中所看到的数据都是整数，那是估算出来的，并非精确的数据。暴发于 1348 年的瘟疫不仅持续时间长，

---

[1] 受教会委托，专门为军队、医院、学校等服务的神父。在某些贵族常去的小教堂，或者私人教堂里也会看到。——编者注

[2] 生病的人得到了探望，无数神父因此而归天。——作者注

[3] 请参阅《图尔奈圣马丁修道院编年史》，收录于约瑟夫·让·德斯梅所著的《佛兰德斯编年史汇编》，第 2 卷，第 279—281 页，第 361—382 页。——作者注

涉及范围广，而且还特别严重，所以亲历者们肯定不会刻意弱化数据，只会加强它。不得不承认，大部分数据都是推算出来的，并非实际死亡人数，这说明在当时人们的眼中，这是一场毁灭性的灾难，不过必须要指出的是，那时候的欧洲国家，比如意大利、法兰西等，所拥有的人口数量其实要比我们现在所知道的要多。

法国人西梅翁·吕斯是一名文物学家，他曾研究过法兰西人在大瘟疫时期的生活状况。[1] 在此，我们有必要来看看他的研究结论：在1348—1349年大瘟疫期间、英法百年大战期间，以及19世纪时，法兰西的人口总数大致相当。法兰西曾经拥有无以计数的村庄，而这些村庄如今早已不复存在。在法兰西，村民们在建造房屋准确地说是茅屋时，用的一般都是黏土，而非石料。有时候，他们会用柳树枝来做墙衬，用稻草或干草来填满墙上的缝隙。茅屋通常不会盖两层，除非是酒馆一类的地方。屋顶是用石料或木材搭建的，并覆盖有茅草。窗户并不常见，只有少数人会在墙上挖个洞，用木板挡住，当作窗户。村民们买不起玻璃，哪怕是当时最劣质、最混浊的那种。当然，即便是在巴黎，有钱人家的窗户用的也只是仿羊皮，或者蜡布。茅屋的门是木制的，带有门闩；许多人家的门上都会安装一道木质的窗板，方便采光及通风；在屋子里烧柴火的时候，烟可以从那里飘出去。这就是乡下的茅屋生活，也说明了乡村的居住环境无法抵挡疾病侵袭的原因。如果没有人居住，这种房屋就会很快垮塌，这也是为什么很多人都说，疫情结束后，乡村里房子都倒了，目及之处荒芜一片。

茅屋里的家具陈设通常都十分简单，如今的乡村小屋也是如此。从

---

[1] 请参阅西梅翁·吕斯所著的《贝特朗·迪盖克兰传》，第1卷，第3章。——作者注

当时留下来的一份清单来看，铜器、锡器及玻璃器皿是大多数人的生活必备品，而且基本上每户人家都拥有一两件银器。人们的食物一般是面包，以及粗磨粉熬的汤。这些生活在 14 世纪的人们还没有见过白面包。猪肉是主要的食用肉，人们会在树林中饲养生猪。烤肉叉可以说是家庭必备，他们会时不时地烤鸡肉吃，当然鸡肉是经过腌制的。大多数人都会吃芥末，不过不是每个家庭都接受它。就连村里最穷的人家，在吃饭的时候也会在桌上铺一张布。自家酿造的葡萄酒，还有来自诺曼底的苹果酒是常见饮品。他们通常会在酒里加些姜汁，尤其是在四处可见的小酒馆里。各种各样的皮毛用作日常衣物。瘟疫来袭后，越来越多的人会穿上亚麻布织造的贴身内衣。他们通常会睡在一处幽暗且凹陷的地方，地上铺着草垫或羽毛垫，然后脱了衣服躺下。不同于很多知名人士所说的，据我们所知，洗澡并不是什么稀罕事，在村庄里很普及。不管村子有多小，通常都建有公共浴池。

我们在本章中了解了法兰西的疫情，在结尾处，让我们来看几个与疫情结束后农村土地所有权归属问题有关的实例。其一，列日教区圣特龙修道院的佃户们在 1349 年 8 月 16 日收到了查理四世的谕旨，被要求服从教会的安排与管理。谕旨指出，包括修道院土地租借者在内，那些依靠修道院生活的人如今太过放肆，竟然提出由他们来制定租借期限，从而导致修道院及其院长为凡尘琐事所困。[1] 其二，位于拉昂的圣约翰修道院的院长和修女们也收到了一封查理六世写的信，信里提到说，因为收入大减，该修道院已无力支撑日常宗教活动。这封官方信件写于 1392—1393 年期间，也就是 14 世纪末，不过修道院所遭遇的资金问题，以及日渐没落的

---

[1] 请参阅夏尔·皮奥所著的《圣特龙修道院文本抄录》，第 1 卷，第 507 页。——作者注

原因却需要到历史中去寻找，例如"1349年大瘟疫"、后来颁布的什一税，以及其他收入的减少，等等。

最后再来看一个实例："1352年7月5日，政府对生活在阿拉斯镇的人们进行了救助。战争与瘟疫带走了许多当地人，只留下破败不堪的房屋，再加上收入锐减，物资匮乏，那里变得越来越荒凉了。"[1]

---

[1] 请参阅卡尔·莱希纳所著的《德意志大瘟疫：1348—1351年》，第93页。关于法兰西人口骤减的详情，请参阅阿蒂尔·米歇尔·德布瓦利勒所著的《腓力六世时期法兰西的预算及人口情况》，1875年版。——作者注

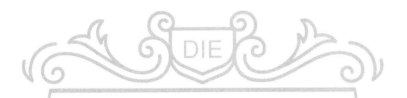

第四章

欧洲他国：墓地满了

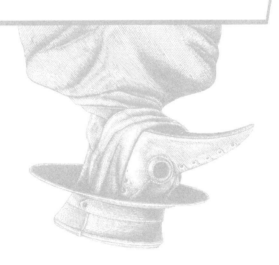

依照这场瘟疫的发展路线，以及欧洲国家暴发瘟疫的次序，接下来要谈到的是瘟疫在英格兰蔓延的过程。由于英格兰疫情是本书要着重讲述的内容，因此我们没有理由不把它放到最后来谈论。当然，这一章还会涉及部分其他欧洲国家的相关情况。现在，让我们把目光投向 1351 年。

在席卷了西西里岛、撒丁岛和科西嘉岛之后，瘟疫来到了巴利阿里群岛。瘟疫兵分三路毁掉了前三个岛屿，而后一起攻击了马略卡岛，致使当地遭受了重创。作为一名历史学家，赫罗尼莫·德·苏里塔曾提到，在 1 个月的时间里，马略卡岛损失了 1.5 万人。据另一位历史学家推算，在疫情期间，那里一共有 3 万人丧命。他所引用的部分史料表明，该岛的死亡率达到了 80%。或许这一比例略显夸张，不过人们一直以来都认为那里的疫情很严重。这位历史学家还说，岛上修道院里的修士和修女无一幸免。多明我会不得不招募新的成员，甚至是孩童。[1]

大瘟疫于 1348 年初侵袭了西班牙。如我们所知，最先败下阵来的是阿尔梅里亚。巴塞罗那死亡惨重，繁华不再。到了 5 月，巴伦西亚也暴发了瘟疫。到了盛夏，那里每天都会有约 300 人死去。作为佩德罗四世的居

---

[1] 请参阅阿德里安·菲利普所著的《黑死病史》，第 54 页。——作者注

住地，萨拉戈萨在 9 月进入了疫情高发期。和别的地方一样，那里的人们纷纷换上了一副冷漠的面孔。死神之手令人胆寒，大爱之心烟消云散。没有人愿意靠近患者，病中之人只能只身赴死，尸体被扔在街上，却没有人去处理。无论是城镇还是乡村，都不同程度地因瘟疫而受创。相较于别的大部分国家，西班牙的疫情持续得更久一些。刚刚完婚的阿拉贡王后是首批死亡者之一，而阿方索十一世则是最后一批死亡者之一。1350 年 3 月，正在围攻直布罗陀的阿方索十一世大军忽然遭遇了瘟疫的侵袭，情况糟糕透顶。阿方索十一世没有听从军官们的劝告，选择暂时躲避一些时日。当年受难节那天，也就是 3 月 26 日，他因病离世。[1]

身为图尔奈圣马丁修道院的院长，吉勒·利·穆伊西斯在其编年史中对西班牙北部地区的情况进行了描述。在上一章中，我们摘录了该编年史的诸多内容。据吉勒·利·穆伊西斯称，他所知道的一切细节均出自一位朝圣者之口，那位"朝圣者的目的地是位于孔波斯泰拉的圣雅各教堂。受战争影响，他选择了少有人走的路线：先到罗卡马杜尔圣母院[2]，经过图卢兹，再赶赴孔波斯泰拉"。那是 14 世纪中叶的事，这位朝圣者打算去孔波斯泰拉，但在此之前他还必须顺利通过比利牛斯山附近的某个关卡，借道纳瓦拉，穿越西班牙北部地区，而后来到圣地亚哥。吉勒·利·穆伊西斯说，朝圣者在达成目的后开始往回走，在途经加利西亚后，"与其伙伴抵达了萨尔瓦特拉镇"。那个地方或许到现在还叫萨尔瓦特拉，位于比利牛斯山脉脚下，地处谢拉德拉佩纳的正上方。"他告诉我，萨尔瓦特拉暴发了瘟疫，死了很多人，只留下 10% 左右的人口。"吉勒·利·穆伊

---

[1] 请参阅阿德里安·菲利普所著的《黑死病史》，第 54—56 页。——作者注

[2] 罗卡马杜尔圣母院位于阿曼都，被视为圣地，在图卢兹附近。——作者注

西斯写道，"他还说，他受到了接待，并与主人（那个时候，主人尚未发病）一起吃了晚饭，并结清了饭钱和住宿费。他们一行人计划次日一早就走，因此睡得也很早。第二天，他们早早地起了床，本想跟主人要些物资，可无论怎么喊都无人应答。随后，他们看到一个老婆婆，并从她口中得知，主人及其两个女儿、一个仆人都在昨晚暴毙。听到这个消息后，他们选择马上离开。"[1]

没过多久，瘟疫从意大利北部地区向外扩散，在横渡亚得里亚海之后，侵入了西班牙。意大利北部的瘟疫若非土生土长，那便极有可能自东方随船而来。据说，在1348年1月13日，达尔马提亚的拉古萨港就暴发了瘟疫，死亡人数达到7000余人。4月，当地政府收到了一封慰问信："听闻贵地因疫情而失去了大量居民，对此深表遗憾。"[2]斯帕拉托的大主教多米尼克·德·卢卡里斯在1348年3月22日病逝。要知道，斯帕拉托的疫情已持续了好几个月。到了15世纪，当地某位编年史编纂者表示，自己笔下与当年疫情有关的叙述均来自古代文献，"这段悲情岁月带来的恐惧与苦痛"是无以言表的。他还说，包括狼群在内，野生动物来到了山下，跑进满目疮痍的城镇，肆意攻击幸存者，这是多么可怕的景象啊！染病的人无一例外地迅速死亡。患者身上——无论哪个部位——要是长出了肿块或痈，就意味着行将就木。一般来说，三四天后就会死去。无数人因病而死，且死无葬身之地，尸体被扔在了街巷，因为没有人愿意抬他们去墓地。[3]

---

[1] 请参阅《图尔奈圣马丁修道院院长吉勒·利·穆伊西斯编年史》，第2卷，第280页。——作者注

[2] 请参阅卡尔·莱希纳所著的《德意志大瘟疫：1348—1351年》，第21页。——作者注

[3] 请参阅达妮埃尔·法尔拉蒂所著的《伊利里亚教会史》，第3卷，第324页。——作者注

瘟疫在 1348 年的春天来到了更靠北的赛贝尼科，而此后匈牙利的瘟疫则可能来自赛贝尼科。某位伯爵于这年 5 月 8 日记录道，因为瘟疫，赛贝尼科死了很多人，幸存者寥寥无几，简直惨不忍睹。[1] 从威尼斯当年 8 月 27 日的报道中可以看到，伊斯特拉半岛形势危急，特别是波拉城，数不清的居民都死于"近期暴发的瘟疫"。[2] 这座城俨然成了一座空城。

威尼斯的瘟疫向北蔓延，侵袭了奥地利及匈牙利。它沿着伊茨谷抵达了帕多瓦与维罗纳。特伦托在 1348 年 6 月 2 日暴发了瘟疫，没过多久，这种疾病又沿着博尔扎诺一路北上，并通过了特洛尔阿尔卑斯山的关卡布伦纳。6 月 29 日，位于巴伐利亚因河一带的慕尔多夫也失守了，[3] 直到很久之后才挣脱困境。某编年史编纂者在对 1349 年疫情进行记录时写道："瘟疫在 1348 年圣米迦勒节那天袭来，慕尔多夫上流社会因此失去了 1400 人。"[4] 另有记录称："瘟疫肆虐之下，卡林西亚、奥地利、巴伐利亚等一众城市都死了很多人。每座被瘟疫盯上的城镇，都失去了无数家庭，幸存者寥寥无几。"[5]

施蒂里亚、诺伊堡、米尔茨河谷在这年 11 月相继沦陷。我们在诺伊堡编年史中可以看到对疫情的相关记录："恐怖疾病四处蔓延，将熙熙攘

---

[1]　请参阅卡尔·莱希纳所著的《德意志大瘟疫：1348—1351 年》，第 22 页。——作者注

[2]　请参阅卡尔·莱希纳所著的《德意志大瘟疫：1348—1351 年》，第 22 页。——作者注

[3]　请参阅卡尔·莱希纳所著的《德意志大瘟疫：1348—1351 年》，第 23 页。——作者注

[4]　请参阅《马特塞修道院年鉴》，收录于《日耳曼历史文献》，第 9 卷，第 829 页。——作者注

[5]　请参阅《梅尔克修道院年鉴》，收录于《日耳曼历史文献》，第 9 卷，第 513 页。——作者注

攘的城市变成了不毛之地。许多人因病而死。因为怕有人偷盗逝者的钱财和物品，人们关闭了城门。"接着，该资料记录道："卡林西亚随后暴发了瘟疫，施蒂里亚也被席卷。人们惊慌失措，不顾一切地四散逃离。

"患者身上的病菌会袭击看护者和探病者。一旦有人因病死去，同屋的其他人便会相继离世。谁都不愿在患者的住所前停留，即便是亲朋好友。和别的地方一样，这里的人几乎也都死光了。这是上天的惩罚，惨不忍睹。失去主人的牛在田间地头闲逛。人人都无心去想明天会怎样。狼群下山来猎食牲畜，却表现出有悖于天性的行为，像是无形之中受到了恐吓，急匆匆地跑回了荒郊野岭。所有人都不敢接手患者的财产，无论是不动产还是动产，仿佛摸一下就会死似的。在1348年11月11日，也就是当年圣马丁节前后，瘟疫离开了诺伊堡，而此时已有大量居民和修士命丧黄泉。"[1]

在这里，我们有必要再来看看意大利北部地区的情况。瘟疫从那里蔓延到了瑞士。在诺瓦拉暴发灾难的那段时间里，公证人彼得·阿扎里厄斯发现，瘟疫在席卷了莫莫、加拉泰、瓦雷泽、贝林佐纳之后，闯过了圣歌特哈德关隘，然后翻越了阿尔卑斯山。[2]他是这出悲剧的亲历者之一，他的陈述耐人寻味。由于担心染病，他从家乡诺瓦拉来到了托尔托纳镇躲避瘟疫。后来，他做了些哲学思考。他研究了伦巴第的疫情，发现人们对患者冷漠至极。这不正常，基督徒不该是这样的。他写道："我曾目睹，

---

[1] 请参阅《诺伊贝格修道院年鉴续编》，收录于《日耳曼历史文献》，第9卷，第675页。——作者注

[2] 请参阅《编年史》，收录于卢多维科·安东尼奥·穆拉托里所著的《意大利历史资料合集》，第16卷，第361栏。他表示，这份资料是1347年记录的。——作者注

一位濒临死亡的有钱人想花大价钱雇人照顾自己，却未能得偿所愿。我曾目睹，对疾病的恐惧战胜了一切，父子、兄弟、朋友、邻里间不再互助。我还目睹过更严重的情况，一个权贵之家的所有人都生了病，无人照料，只能眼睁睁等死。这是不治之症，哪怕是身强力壮的人也难逃一劫，一旦染病，连来看望的人都不会有。没有人敢走进患者的房间。"[1]

在闯过圣哥特哈德关隘后，瘟疫沿着莱茵河谷一路南下，并于1348年底来到蒂森提斯一带。普法费斯修道院附近暴发的瘟疫开始于1349年5月。该修道院地处圣哥特哈德关隘与康斯坦斯湖之间。没过多久，圣加伦修道院一带也出现了疫情。[2]

与此同时，瘟疫还由别的路线突破了法兰西边界，抵达了瑞士。之前我们提到，阿维尼翁在1348年初出现了疫情。而后，瘟疫沿着隆河河谷来到了日内瓦湖，又由此兵分两路，一边继续沿隆河方向前行，一边蔓延至东北方向的瑞士。在经过伯尔尼后，瘟疫在1349年3月17日侵袭了与卢塞恩毗邻的鲁斯维尔。[3]据我们所知，卢塞恩的死亡人数为3000人。数月之后，日内瓦湖及其周边地区的疫情才得到了控制。1349年9月，恩格尔贝格山谷暴发了瘟疫，那里海拔很高，而且居民们原本都很健康。据恩格尔贝格修道院编年史称："今年（也就是1349年）的疫情严重至极，特别是在恩格尔贝格山谷一地，有超过20个家庭全部罹难，只留下空荡

---

[1] 请参阅《编年史》，收录于卢多维科·安东尼奥·穆拉托里所著的《意大利历史资料合集》，第16卷，第298栏。——作者注

[2] 请参阅卡尔·莱希纳所著的《德意志大瘟疫：1348—1351年》，第27页。——作者注

[3] 请参阅卡尔·莱希纳所著的《德意志大瘟疫：1348—1351年》，第27页。——作者注

荡的屋子。从圣母圣诞节，即 9 月 8 日到主显节 [1]，修道院失去了 116 名修女。修道院院长凯瑟琳是最早一批病逝者之一。在疫情中期，阿尔贝格伯爵夫人比阿特丽克斯也因病去世，她同时也是修道院的前任院长。悼婴节 [2] 过后的第二天，新任院长沃尔芬希森的梅西蒂尔德也撒手人寰。而我们则失去了两位神父，以及 5 名学者。"[3] 巴塞尔的疫情出现于 1349 年 6 月，据悉死亡人数为 1.4 万人。苏黎世在 9 月 11 日失守。随着寒冬的到来，康斯坦斯也遭遇了瘟疫。

　　我们对欧洲疫情传播的讲述将在此画上句号。基本上所有国家的年鉴都对本国的疫情做了记录：多数地区都出现了瘟疫，且人口大幅减少。据威尼斯 1349 年 4 月 4 日的一份报告称，匈牙利暴发了瘟疫。匈牙利国王路易一世于 6 月 7 日公开表示："感谢上帝，匈牙利的疫情结束了。"由此可见，匈牙利是在 1349 年初遭遇瘟疫的。另有资料显示，截至当年 10 月，在匈牙利的部分地区，仍能看到瘟疫的踪影。与此同时，波兰也被席卷了。据我们所知，很多贵族死于瘟疫。面对日日上演的惨剧，人们不知所措。瘟疫肆虐，数不清的房屋被遗弃，数不清的村镇成空城。[4]

　　如前文所述，施蒂里亚的诺伊堡在 1348 年的秋天被瘟疫攻破。在第二年的施洗者圣约翰节，也就是 6 月 24 日左右，维也纳也出现了这种罕见疾病。

---

[1]　主显节为每年的 1 月 6 日。——编者注

[2]　悼婴节为每年的 12 月 28 日。——编者注

[3]　请参阅《恩格尔贝格修道院年鉴》，收录于《日耳曼历史文献》，第 17 卷，第 281 页。——作者注

[4]　请参阅若阿尼斯·德卢戈什所著的《波兰史》，收录于菲利普·拉贝所著的《图书馆抄本新编》，第 94 页。——作者注

从复活节开始，直到圣米迦勒节，维也纳一直被瘟疫控制着。疫情期间，这座城市失去了 1/3 的人口，日均死亡人数在五六百人之多，甚至有一天竟有 960 人丧生。患者的最终归属是一条条又深又宽的土沟。在某份编年史中可以看到，每条土沟可以容纳 6000 具尸体。在圣斯蒂芬堂区，54 名教士染病身亡，超过 70 个家庭无人幸免，许多人的遗产都被远房亲戚继承了。

另有记录称，维也纳及其附近地区最后只剩下了 1/3 的人口。"教堂墓地不再接收尸体，究其原因，一是尸体散发着恶臭，二是尸体令人心悸。患者一咽气，其尸体就会被抬走，埋葬于城外的某个名为'上帝之所在'的公共埋葬点。一条条大沟被尸体塞得满满当当。从五旬节开始，直到圣米迦勒节，维也纳一带疫情肆虐，就连修士与修女也未能逃过瘟疫的魔掌。在西多会的海利希克罗伊茨修道院，一下子就失去了 53 名成员，其中有修士也有修女。[1]

寒冬帮了波西米亚人一把，"最初，那里的情况十分严峻，不过随着寒冷与降雪的到来，瘟疫日渐式微。"然而，"瘟疫在 1350 年又卷土重来，席卷了好几个国家，其中就包括波西米亚。"[2]

在穿越了莱茵河谷后，瘟疫来到了巴塞尔，而后又去往了科尔马。斯特拉斯堡的疫情暴发于 1349 年 7 月。[3]1349 年 12 月 18 日前后，科隆暴发了瘟疫。据编年史记载："在威廉·冯·热内普当上大主教（他

---

[1] 请参阅《诺伊贝格修道院年鉴续编》，收录于《日耳曼历史文献》，第 9 卷，第 675 页。——作者注

[2] 请参阅约翰·洛泽斯所著的《布拉格编年史》，收录于《奥地利历史资料》之《意大利历史资料合集》，第 8 卷，第 603 栏。——作者注

[3] 请参阅卡尔·莱希纳所著的《德意志大瘟疫：1348—1351 年》，第 35 页。——作者注

在 12 月 18 日成为新任大主教）的头一年，科隆及其附近地区被大瘟疫席卷。"[1]

瘟疫没有停止，沿莱茵河谷继续南下。法兰克福于 1349 年的夏季遭到瘟疫的席卷。据卡帕斯·卡门茨说："自当年的圣玛丽·玛格达莱尼节（即 7 月 22 日）开始，直到第二年的圣母行洁净礼日（也就是 1350 年 2 月 2 日），瘟疫四处蔓延，并在法兰克福驻足。在短短 72 天里，法兰克福的死亡人数超过了 2000 人。尸体每隔一个钟头埋葬一批，无人敲响丧钟，无人点亮蜡烛，神父不知所踪。某日，被埋葬的尸体多于 35 具。"[2]

在 1349 年至 1350 年期间，瘟疫席卷了普鲁士的城镇及乡村。不来梅在 1350 年遭遇了瘟疫，并于次年由当地政府出面调查了疫情死亡人数。据相关资料记载："1350 年，瘟疫席卷了全世界，并蔓延至不来梅。议会通过了统计死亡人数的决议，实际数据以可查证者（被列入死亡名单的逝者）为准：圣玛丽堂区为 1816 人；圣马丁堂区为 1415 人；圣安斯加尔堂区为 1922 人；圣斯蒂芬堂区为 1813 人。除此之外，死于城外或公墓的人更是无以计数。截至目前，死亡总人数为 7000 人左右。"[3]

就像我们在前文中所说的那样，图尔奈在 1349 年 12 月暴发了瘟疫，不久之后，佛兰德斯遇灾，随后波及荷兰。荷兰疫情开始于 1350 年，许多人病亡，特别是修道院里的修士和修女。据编年史记载："当时，荷兰

---

[1] 请参阅卡尔·莱希纳所著的《德意志大瘟疫：1348—1351 年》，第 35 页。——作者注

[2] 请参阅约翰·弗里德里克·伯默尔所著的《德意志史料》，第 4 卷，第 434 页。——作者注

[3] 请参阅罗伯特·赫尼希格所著的《德意志黑死病》(1882 年，柏林版)，第 26 页。——作者注

的情况很不乐观，瘟疫仿佛'势不可当'，空前疯狂。本是路上的行人，转瞬间就成了地上的尸体。在弗勒尚帕修道院中，有 80 位修士及教友丧命；在福斯沃特修道院里，有 207 位修士、修女以及教友离世。"[1]

综上所述，我们简要地讲述了欧洲疫情的蔓延过程，同时也了解到，欧洲各国及地区普遍遭到了瘟疫的袭击，而且死亡者众多。位于北欧地区的丹麦、挪威与瑞典的瘟疫是从英格兰传入的。1349 年夏、秋两季，英格兰北部地区遭受重创。那里的瘟疫可能来自英格兰东部沿海地区的某个港口，也可能来自伦敦，关于这个问题，我们在后文中会做相关讲解。斯文·拉格尔布林是知名的瑞典历史学家。他提出，在 1349 年刚入夏时，从伦敦港驶出了一艘装满粗纺毛织品的货船。[2] 在那个时候，英格兰的情况已经不能再糟了。船在海上漂着，无依无靠，因为船上的人都死了。随着海风与洋流，这艘可怕的三桅帆船来到了挪威卑尔根港。不久之后，挪威被瘟疫席卷。大主教德隆塞姆和他的主教堂教士团几乎"全军覆没"，只有一人幸存。幸存者后来成了大主教，不过其副手没能逃过一劫。[3] 为了躲避瘟疫，很多人举家离开卑尔根来到了山区。尽管如此，仍有很多人死于疾病。

---

[1] 请参阅菲利普·拉贝所著的《图书馆抄本新编》，第 124 页。——作者注

[2] 请参阅斯文·拉格尔布林所著的《瑞典史》，第 3 卷，第 406 页。——作者注

[3] 请参阅芬尼尔·荣松所著的《冰岛教会史》，第 2 卷，第 198 页。他认为，大部分主教都死于瘟疫。身为冰岛侯拉尔教区主教的奥尔穆斯，因为身在挪威而"幸运地活了下来"。那个时候，受尼达罗斯或德隆塞姆大主教管理的教区有 7 个，其中 6 个有自己的新主教，例如德隆塞姆教区与卑尔根教区。据我们所知，身为奥斯陆教区主教的所罗门是"幸免于难的唯一一位主教"(请参阅皮乌斯·博尼费修斯·加姆斯所著的《天主教会主教名录》，第 336 页)。我们在冰岛某修道院的编年史中也可以看到类似记录(请参阅《弗拉泰岛之书》，第 3 卷，第 562 页)。——作者注

　　另一位瑞典历史学家认为，西哥特兰在疫情期间失去了466名神父。那里的教堂多达479座，其中很多都拥有数位神父，因此历史学家的数据或许是真的。[1] 据说早在很久之前，挪威就有了"Find-dale"，也就是"荒郊"，那里明显是有人生活的。疫情结束后，各地满目疮痍，人口稀少，而这一局面直到好几代人之后才得到扭转。瘟疫过后，教堂所在地，以及大小村落所在之处都成了森林。

　　维斯比镇位于哥特兰岛上，现在让我们来看看那里到底发生了什么。据方济各会女修道院年鉴称，瘟疫在1350年来袭。[2] 在修道院的死者清单上，我们可以看到很多托钵修士及见习修士都在1350年病故。经过分组对比不难看出，维斯比的疫情高峰期是1350年的7月、8月、9月3个月，先后大概有24名托钵修士死于瘟疫，占比颇大。时至今日，在维斯比教堂中依然可见5块镌刻有"1350年"字样的墓碑。它们幸运地留存了下来，没有像其他年代的墓碑那样消失在历史的长河中。

　　瑞典国王马格努斯二世在1350年昭告天下："人类犯下了重罪，上帝的惩罚降临了，突然死亡的阴影笼罩着世界各地。英格兰西面的那片土地失去了大部分人。[3] 而今，上天在对挪威人与荷兰人施与惩罚后，又将矛头转向了瑞典人。"马格努斯二世对广大民众进行了动员，希望大家每个星期五都只吃面包，只喝水，"顶多在吃面包的时候喝点艾尔啤酒"；去堂区教堂的时候要光着脚，带着圣物，沿着教堂墓地去参加游行。

---

　　[1]　请参阅亨里克·雅各布·西雷尔斯所著的《瘟疫史》，第23页。——作者注

　　[2]　请参阅雅各布·朗厄柏克所著的《丹麦史抄》，第6卷，第564页。这些与北欧地区疫情有关的资料是斯德哥尔摩里克斯姆西的林德斯特伦博士帮助我整理的，在此向他表示由衷的感谢。他还十分善解人意地替我审核了维斯比方济各会死者清单的手稿。——作者注

　　[3]　即挪威。——作者注

瑞典遭遇了灾难。据相关史料称，瑞典首都"遍地死尸"，其中包括哈康与克努特——国王的两个兄弟。

在挪威和瑞典暴发瘟疫的时候，丹麦与石勒苏益格－荷尔斯泰因也遭到了瘟疫侵袭。某编年史写道，这种疾病是"最可怕的腹股沟淋巴结炎"。据另一部编年史称，1350 年"瘟疫疯狂至极，无数人与牛都突然倒下，不治身亡"。[1] 西兰岛罗斯基勒教区留下的资料让我们得以了解瘟疫走后 20 年，即 1370 年时的惨淡景象。这份资料显示，村庄里的庄稼和房屋早已被废弃，没有人耕田，也没有人住在那里。以前价值 4 马克或者 48 镑的产业，而今只卖 18 镑。在这份冗长的资料中，我们还可以看到很多这样的事。[2]

在此，我们将简单地来看看欧洲各地在后疫情时期的蛮荒场面，这无疑是大瘟疫所留下的恶果。在帕尔马人约翰口中，意大利北部地区的情况是这样的："1348 年，没有人耕田种地；到了收获的季节，也没有人收割庄稼。"[3] 20 年后，也就是 1372 年时，美因茨"遭遇了死神般的瘟疫，无论是劳工还是公簿持有农都被突如其来的死亡带走了，就是青壮年也没能逃过一劫。这是大家都知道的毋庸置疑的事情。眼下，那里劳动力奇缺，很多农田都成了荒地。"[4] 康斯坦斯主教亨利在 1359 年把马尔巴赫教堂等资产赠予瑞士圣加伦修道院，以帮助这座修道院"吸

---

[1] 请参阅雅各布·朗厄柏克所著的《丹麦历史文抄》，第 1 卷，第 307 页、395 页。——作者注

[2] 请参阅雅各布·朗厄柏克所著的《丹麦历史文抄》，第 7 卷，第 2 页。——作者注

[3] 请参阅安杰洛·佩扎纳所著的《帕尔马史》，第 1 卷，第 52 页。——作者注

[4] 请参阅奥古斯图斯·波特哈斯特所编的《赫福德的亨利编年史》，第 274 页。——作者注

引更多信众，广施恩泽，从而完成其他方面的任务"。在亨利看来，修道院当时难以为继的原因是"当地受困于瘟疫，失去了大量居民，其中包括许多供养者，以及法定服务人员。他们去了我主的身边。死亡人数居高不下，以至于没有人租用修道院的田地，所以收入也大打折扣"。[1]

---

[1]　请参阅卡尔·莱希纳所著的《德意志大瘟疫：1348—1351 年》，第 73 页。——作者注

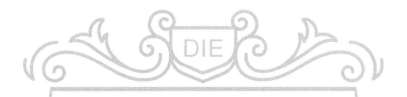

第五章

英格兰：死神还是来了

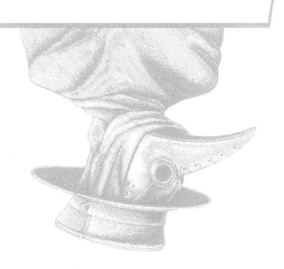

英格兰的疫情开始于 1348 年的秋季。如前文所述，在那年夏天，法兰西北部地区遭遇了瘟疫的侵袭。到了 8 月，诺曼底也出现了病患。在那个时候，加来还隶属于英格兰。和英格兰常有来往的根西岛、泽西岛也暴发了瘟疫，人口骤减。这些小岛遭到了重创，以至于缴不起渔业税——在以往，英格兰国王爱德华三世很容易征得这项税费。爱德华三世写信给总督约翰·马特拉沃斯："和别的地方一样，这些小岛也死了很多人。以往每年都能征收到的渔业税，如今没有人能缴纳上。我们也可以要求幸存的渔民多缴纳些税金，但真要这样做的话，对他们来说将是雪上加霜。"[1]

1348 年刚一入夏便有消息传来：瘟疫在英格兰暴发。巴斯兼韦尔斯主教什鲁斯伯里的拉尔夫在 1348 年 8 月 17 日通过全教区，要求"所有教堂必须在星期五举行宗教游行及拜苦路[2]，向上帝祈祷，希望人民能得到庇佑，希望这自东方而来、已席卷邻国的灾难放过这里的人们"。此外，他还发布了长达 40 天的特赦期。并表示，值此期间，为了让上帝

---

[1]　请参阅《令状卷轴（原本）》，爱德华三世 24 年，文档 2。——作者注

[2]　拜苦路是一种宗教仪式。教徒们前去参拜教堂内外的耶稣受难图或雕塑，并在一部分教会人员的带领下，重新诵读《圣经》中与耶稣受难有关的内容。——编者注

不再震怒，受到上天庇佑的人们理应积极救助他人、自觉斋戒，以及不断祈祷。[1]

这份布告里所说的"邻国"无疑就是法兰西。瘟疫大概率是随船只从加来抵达了英格兰，船上满载着想要躲避瘟疫的人。很多资料都告诉我们，多塞特郡沿河一带是最先被瘟疫袭击之处。在那个时期，一位名叫加尔弗里德·勒贝克的人曾表示："最先出现疫情的是多塞特郡境内的某个港口，然后是塞特郡，当地人基本上都因瘟疫而死。随后，瘟疫又席卷了德文郡、萨默塞特郡，以及布里斯托尔郡。"[2]不过我们也看到了两三部持有不同看法的编年史，它们记录道，人们不可忘记，英格兰的疫情是从梅尔科姆里吉斯开始的。马姆斯伯里修士笔下的编年史《史颂》称："在1348年圣托马斯升天节（7月7日）的时候，令人恐惧的瘟疫不带一丝怜悯地由海上而来，登陆了英格兰南部沿海地区，最终在多塞特郡的梅尔斯科姆海港落脚。英格兰南部地区暴发了瘟疫，多塞特郡、德文郡与萨默塞特郡都死了很多人。"[3]尼古拉·特里维特后来对其所著的编年史做了补充："大瘟疫突破了英格兰南部沿海地区，而后进入了内陆。有船只漂洋过海来到梅尔斯科姆镇，随之而来的还有瘟疫。"[4]这部分补充资料所记载的事件截止于爱德华三世去世，其作者尼古拉·特里维特来自布里德灵顿，是一名教士，或许也是这场灾难的见证者之一。"

---

[1] 请参阅大英博物馆所藏的《哈利手稿》，第6965号，文档132。——作者注

[2] 请参阅爱德华·蒙德·汤普森所著的《加尔弗里德－勒贝克编年史》，第98页。——作者注

[3] 请参阅《史料汇编》之《史颂》，第3卷，第213页。这一资料有可能写于英格兰西部地区暴发瘟疫之时。——作者注

[4] 请参阅大英博物馆所藏的《哈利手稿》，第688号，文档361。——作者注

彼时，无论是梅尔科姆里吉斯，还是韦茅斯都是令人瞩目的港口。在 1347 年至 1348 年期间，爱德华三世曾对加来发起了围攻，并从梅尔科姆里吉斯港获得了 20 艘船及 264 人的支援，要知道布里斯托尔郡所提供的支持是 22 艘船及 608 人，而伦敦方面则派出了 25 艘船及 662 人。[1] 事情看上去颇有意思，不但体现了梅尔科姆里吉斯港在南部地区的突出地位，还说明它与加来关系匪浅，至少在那个特殊时期。毋庸置疑，梅尔科姆里吉斯港和法兰西各沿海城市的关系都很密切。所以事情很有可能是这样的：一些船从加来回到梅尔斯科姆，并把瘟疫也带了回来。当地死亡人数有待考证，不过据相关资料显示，梅尔斯科姆及其周边地区因瘟疫而损失惨重。爱德华三世在疫情结束 3 年之后颁布了诏令，要求波特兰岛人不得离岛，也不得向别处销售岛上出产的谷物，"我们都很清楚，在刚刚过去的灾难中，多塞特郡的波特兰岛失去了大量人口，如果这个时候有外敌入侵，幸存者很难做出有效反击，也很难自我保护。"[2]

我们还无法确认多塞特郡到底是什么时候暴发瘟疫的。马姆斯伯里修士在《史颂》中记录道，梅尔科姆里吉斯在 1348 年 7 月 7 日这天出现了首个病例。这是瘟疫到来的最早时间，至于最晚时间，则来自亨利·奈顿的记录。亨利·奈顿是莱斯特的一名教士，在疫情结束后名声鹊起。在他看来，人们普遍认为，直到当年秋天，梅尔科姆里吉斯才暴发了瘟疫。另有编年史记录为 7 月 25 日或 8 月 1 日，或者只说是在 8 月。不过，当年 8 月中旬的时候，巴斯兼韦尔斯主教什鲁斯伯里的拉尔夫身在教区，所

---

[1] 请参阅约翰·哈钦斯所著的《多塞特郡志》（第 3 版），第 2 卷，第 422 页。——作者注

[2] 请参阅《公函卷轴》，爱德华三世 26 年，第 3 部分，文档 5。——作者注

以并不清楚英格兰瘟疫暴发的事。由此可见，瘟疫或许是在 8 月中旬至月末之间踏足英格兰西部地区的。

一份由坎特伯雷主教座堂教士团及监理所留下的档案记录了瘟疫的暴发及早期情况。1348 年 8 月 23 日，斯特拉福德大主教溘然长逝，而第二天便是圣巴托罗缪日。在 9 月底前，大主教之职暂时由坎特伯雷修道院院长代为担任。之后，伦敦主教被任命为主教团团长，而坎特伯雷的各位代理主教都得听命于他：在各自教区里举行宗教游行，向上帝祈祷，以驱逐疯狂肆虐的"瘟疫"。[1]

1348 年的夏天与秋天，英格兰遭遇了反常的降雨天气。有编年史写道，从圣约翰节（6 月 24 日）开始，直到圣诞节，英格兰每天都会下雨，有时是在日间，有时是在晚上。在这个时节，瘟疫的蔓延本就十分迅猛，而在极端天气下，它更是"如虎添翼"。

先是梅尔科姆里吉斯，而后是多塞特郡、德文郡、萨默塞特郡，以及索尔兹伯里郡、埃克塞特郡、韦尔斯教区等，瘟疫扩散得很快。那个时候，坎特伯雷法院有一位来自埃夫斯伯里名叫罗伯特的记录员，他说："瘟疫从一个地方迅速地蔓延到另一个地方。一个人，上午还好好的，中午就一命呜呼了。无论贵贱，所有人（除了极少数有钱人之外）都会被它盯上。患者必死无疑，通常在 3 天内，顶多能撑 4 天。日复一日，尸体从 20 具增加到 40 具，60 具；一个墓地埋葬了数不清的尸体。"[2] 实际上，从 1348 年秋季到第二年最初数月，英格兰西部地区的疫情宛如古典戏剧所说的那样：

---

[1] 请参阅历史手稿委员会所发布的《第八次报告》，附录，第 338 页。——作者注

[2] 请参阅《史料汇编》之《爱德华三世的丰功伟绩》，第 406 页。——作者注

死亡的消息不断传来，人们猝不及防，不知所措。

想要了解具体的死亡人数，我们首先需要尽可能多地研究分析那个时期所留下的编年史等文献及史料，从那些笼统的、含糊的描述中整理出相对准确的数据，而后进行统计。不过，由于资料不甚完整，所以对中世纪历史的研究十分艰难。中世纪史既复杂又难以考证，资料稀缺、主题单一，以至于现代人的研究举步维艰，就连彼时欧洲国家的人口数量都搞不清楚。虽然困难重重，但这项研究仍有必要做下去。通常情况下，基督教教会所留下的文献资料为我们提供了相对详尽的统计数据，尤其是主教登记簿所记录的数据。对于我们这本书来说，主教登记簿是十分关键的佐证，因此我们对它的引用会比较多。通过研究主教登记簿，我们可以推算出病亡者的比例。相较于普通人，可能神职人员死得更多一些，所以通过统计教士的死亡人数，我们可以大致了解到普通人的死亡情况。因此，我们在这本书里系统地讨论了教士的死亡人数。

借助这类资料，我们得知了疫情期间的死亡人数。为了让大家明白这类资料的性质以及价值，我们将谈一谈它们的创作背景。无论哪个教区都拥有一部主教登记簿，以方便主教记录职位的空缺情况及委任情况。主教登记簿通常记录有人事调动的地方、职位、入职神父、调动时间，以及职位空缺的原因，例如在任者死亡、被调离，或者主动辞职等。与重要时期，譬如1348年秋季至1349年有关的资料会涉及教士死亡的情况。不过不要忘了，被载入史册的基本上都是担任重要职务的教士，而大量的专任神父、助理神父，以及教区内的一般修士、主教坐堂教士团的普通成员，以及托钵修士等很少见于史料。最近一段时间，有研究表明，拿俸禄的教士比不拿俸禄者要少一些，因此在估算某教区病亡教士的数量时，我们或许应该把相关数字增加一倍。[1] 登记簿还记录有神职人员的入职时间，从中可以看出，起码可以大概了解到某地被瘟疫困扰的时期，甚至具体的时间段。诚然，我们不能忽略的是，岗位变动通常会耽误一些时间。

除了主教登记簿之外，我们还从诸多被称为《公函卷轴》的官文中看到了这场灾难的具体情况。作为一种官方资料，《公函卷轴》主要用于记录国王发布的王室特许权、许可令状，以及神职推荐令等文件，而这类文件将神职的推荐权交给了国王。通常包括以下几种情况：

第一，接受国王俸禄的神职人员；

第二，在承租人未成年、继承者有监护权的地区，国王推荐的神职人员；

第三，国王推荐的教区主教，以及修道院院长。

在 1348 年至 1349 年间，神职推荐令愈发多了起来，究其原因，彼时英格兰境内的他国修道院的院长也必须由英格兰国王推荐入职。如政府公文所说："英法大战已打响，国王陛下决定将修道院财产收归己有。"

根据《公函卷轴》中的记录，我们可以测算出疫情期间死了多少拿俸禄的教士。在这里，我们简单地总结一下：1348 年，自 1 月至 5 月，国王共推荐神职人员 42 人；自 6 月至 9 月，共推荐 36 人。此时，瘟疫尚未来袭，可见国王的月均推荐人数在 10 人以内。在此之前，国王的年均推荐人数在 100 人以内。从《公函卷轴》的记录中可以看到，自 9 月过后直至年末，换句话说，在 1348 年的最后 4 个月当中，国王所推荐的人员达到了 81 人，有了明显增加。

---

[1]　在后文中我们会谈到，奥古斯塔斯·杰索普给出的数据是偏低的。实际上，享俸禄者的数量恐怕只有包括修士、修女等在内的不拿俸禄者的 1/4。——作者注

依照惯例，1349 年的《公函卷轴》也分作三卷，或者说三个部分。第一卷记录了从 1 月 25 日至 5 月末国王推荐神职人员的情况。令人震惊的是，这份记录十分冗长，大多数公文都与国王推荐有关，共计 249 条，而在 1348 年的同一时期，此类记录只有 42 条。第二卷记录了 6 月至 9 月的相关情况，记录达到惊人的 440 条，而上一年同一时期只有 36 条记录。第三卷记录了 9 月中旬至次年 1 月 24 日的相关情况，推荐人数略减，不过依然有 205 人之多。

综上所述，自 1349 年 1 月 25 日起，爱德华三世在此后一年内共计推荐 894 位神职人员。爱德华三世在这两年里一共推荐了 1053 人，因为 1348 年的情况尚算正常，所以我们有理由认为，其中最少有 800 人的任命是为了填补空缺，而这背后的罪魁祸首自然是致命的瘟疫。尽管爱德华三世推荐了不少人，不过对于职位空缺的庞大数字来说，那不过是杯水车薪罢了。基于此，我们不得不承认，死于瘟疫的人比我们想象的更多。

我们将在后文中深入探讨统计数据所反映出的各种问题，以及人们所遭遇的各种影响。在这里，我们将继续讲解瘟疫的情况。爱德华三世在 1349 年的秋天推荐了不少神职人员，尤其是为塞勒姆教区。这个教区正是多塞特郡所在地。从这年的 10 月 8 日起，至次年 1 月 10 日，在这 3 个月里，他向塞勒姆教区推荐了至少 30 人，其中大半都去了多塞特郡。在英格兰境内，阿伯茨伯里修道院是第一个被瘟疫攻陷的修道院。1348 年 10 月 8 日，他向宾库姆堂区推荐了神职人员。上述两地都和梅尔科姆里吉斯相去不远，而梅尔科姆里吉斯则是第一个暴发瘟疫的英格兰城市。

但就爱德华三世推荐人员的去向来看，瘟疫在英格兰是沿着河流与水道向外蔓延的，这无疑是一个令人震惊的发现。举例来说，在 1348 年的 11 月及 12 月，布兰德福德一带瘟疫肆虐，斯陶尔河边的温特本、斯佩茨伯里以及布兰德福德的堂区神父相继病故。爱德华三世在短时间内连续三次推荐人员前往斯佩茨伯里任职。12月7日，格里姆斯比的约翰·勒斯宾塞受到推荐并正式入职，虽然他当时还在治病；也有人说，他其实在受到推荐之前就身亡了，毕竟3天之后，也就是12月10日，一份公文证实了他的死讯，并推荐了亚当·德·卡尔顿。亚当·德·卡尔顿也没能坚持太长时间，1349年1月4日，罗伯特·德·霍夫顿被推荐入职。在《公函卷轴》中，诸如此类短期内连续推荐人员担任同一职位的情况并不罕见。

现在来了解一下这段时期内神职补缺情况，以月为单位。虽然某些职位在出现空缺后并不会立刻就有人走马上任，不过显而易见的是，自1348年10月至次年2月，多塞特郡的疫情很严重，尤其是从1348年12月至次年1月，死亡人数相当惊人。[1]瘟疫自1348年10月开始席卷了多塞特郡，这一情况从神职人员的任用上可见一斑，要知道在此前数月内，新上任的神职人员只有12位。10月14日，位于梅尔科姆里吉斯附近的西奇克列利迎来了一位新的堂区神父。10月8日，爱德华三世向宾库姆推荐了一位堂区神父，不过到了11月4日才有新神父正式入职。东面的沃姆韦尔与库姆卡伊纳斯则在10月9日和10月19日等到了各自的新堂区神父。与此同时，作为多塞特郡首府的多塞特进入了疫情高发期。

多塞特郡 1348—1349 年神职补缺的数量						
1348 年			1349 年			
10 月	11 月	12 月	1 月	2 月	3 月	4 月
5	15	17	16	14	10	4

---

[1] 请参阅《令状卷轴（原本）》，爱德华三世22年，文档4。——作者注

从主教登记簿中的记录可以看出，沿海地区的许多神职都出现了空缺，这也证明，在 1348 年 11 月的最初几天里，当地的疫情就十分严峻了。与此同时，瘟疫逐步扩散到了布里德波特、东拉尔沃斯、泰恩汉姆、兰顿及韦勒姆。在 11 月下旬，瘟疫从多塞特郡蔓延至沙夫茨伯里。12 月 3 日，位于沙夫茨伯里南部地区的阿伯茨伯里与波特舍姆——这两个堂区不但相邻，而且都是由代理神父主持——都迎来了新任堂区神父。

有新的神职人员在 1348 年 11 月 29 日入职沙夫茨伯里的圣劳伦斯教堂；在 12 月 10 日入职圣马丁教堂；在次年 1 月 6 日入职圣约翰教堂。在 1349 年 5 月 12 日，圣劳伦斯教堂再次有新神职人员入职。韦勒姆的韦勒姆小修道院是其他国家创办的，爱德华三世在 11 月 4 日为它推荐了新的神职人员，可见在此之前因迈克尔·德·莫里斯的离世，其神职出现了空缺。[1] 爱德华三世还在 1349 年 12 月 8 日为韦勒姆的圣马丁堂区推荐了人员；在 12 月 22 日为圣彼得堂区做了推荐；在次年 5 月 29 日为圣约翰堂区做了推荐，在随后的 6 月 17 日为圣米迦勒堂区做了推荐。在 2 月 27 日至 5 月 3 日期间，温特本的圣尼古拉教堂迎来送往了 3 位神职人员。由上述时间不难看出，可能在 1350 年 4 月末又出现过一次疫情，而且各地损失惨重。

布里德波特市政府所留下的资料告诉我们，在 1349 年，当地政府启用了 4 名市政官副手。这一职位在平时只需要两人，可在疫情期间却增至 4 人。与内陆大部分地区相同，普尔也遭遇了重创，不复当年辉煌。曾几何时，在针对加来所发起的军事行动中，这座城市支援过 4 艘船及 94 名人员。如约翰·哈钦斯所说："在普尔，有一处凸地，名为拜特。如今人

---

[1] 请参阅《令状卷轴（原本）》，爱德华三世 22 年，文档 4。——作者注

们知道，那里埋葬着死于瘟疫的人们。"[1] 约翰·哈钦斯还表示，在灾难过后的一个半世纪里，普尔依旧没能重获新生，这是因为在亨利八世所拟定的那份冗长的名单中，"普尔及多塞特郡境内的大小城镇"赫然在列；亨利八世下令重建这些城镇。

英格兰西部地区在 1348 年末暴发了瘟疫。而在此之前，毗邻萨默塞特郡的巴斯教区与韦尔斯教区，还有包括德文郡与康沃尔郡在内的埃克塞特教区都早在深秋时节便与瘟疫狭路相逢。就像当时的某部编年史所说，英格兰西部地区"亡者不计其数，令人悲痛难当！"

瘟疫极大地影响了萨默塞特郡的神职工作。出于无奈，巴斯和韦尔斯主教在 1349 年 1 月 17 日给教徒们写了封倡议信。这封信很耐人寻味，不仅意味着教区此时已经有大量居民死亡，形势恶劣，而且我们透过这些倡议——后文将引述其诸多内容——发现，人们对瘟疫恐惧至极，且宗教生活也因此坠入深渊。所有关系都解体了，教会的所有规定都成了摆设，无法落实，因为无人遵守。主教表示："这次的疾病极具传染性，因此可以蔓延至各个角落。由于很多神父，以及助理神父[2]染病身亡，很多堂区的信众得不到神父的牧养。没有神父愿意来这些地方履职，无论是出于对宗教的热爱，还是牺牲精神，抑或是拿些俸禄。所有神父都拒绝探视患者，或者在教堂内为患者做圣事（大概是担心被传染）。就像我们在前文中所说的那样，很多教友在临死之前都没能得到忏悔的机会。在这种紧要关头，人们不再墨守成规，不再认为有必要向掌管天堂

---

[1] 请参阅历史手稿委员会所发布的《第六次报告》，第 475 页。——作者注

[2] 这里及其他部分所提到的助理神父指的是堂区的主持及代理主持。他们的职责主要是牧灵。——作者注

大门的神父进行忏悔，赎罪已失去了意义，不再是值得颂扬的行为，哪怕有这样的需求。所以，希望拯救灵魂、带回迷途羔羊的我们，迫切地要求曾宣誓服从的你们，堂区的主持、代理主持和神父们，留在教堂里；监理们，立刻在缺少神父的监理区内宣布——自己宣布或由他人代为宣布：任何患者、任何潜在的患者，以及濒死之人在找不到神父的情况下，可以（依照使徒[1]教给你们的方法）向平信徒忏悔；找不到男性，就向女性忏悔。借由此信，承蒙耶稣基督的垂怜，我希望你们行动起来，在这些地方发布指令，依照教会的谆谆教诲，依照《圣经》的谆谆教诲，若找寻不到神父，就向平信徒忏悔，这将有利于赎罪。或许有人会因为害怕平信徒泄露自己忏悔的内容而拒绝忏悔，哪怕是在必要的时候。一定要让人们，特别是已聆听过或未来可能会聆听忏悔的平信徒明白，他们必须遵照教会的规矩对忏悔内容闭口不谈。《圣经》不允许他们泄露他人的秘密，不管是用言语还是手势，抑或是其他相关形式，除非经过当事人的允许。他们必须明白，违反这项规定就意味着犯下重罪，不但全能的上帝会震怒，教会上下也会愤怒不已。"此外，为了让教士与信众照此倡议行事，主教还颁布了特赦期，当然只针对遵从者。

"如果没有及时忏悔（因为病重，或者担心受到惩罚，心怀忐忑的时候），人们通常会失去希望。我要说的是，教徒与信众将获得40天的特赦期。在此期间，不想等到必要之日的人们，可在患病之前向守护天堂大门、享有约束力与释放力的神父虔诚忏悔。因为全能上帝的宽容，因为圣母的仁慈，因为祈祷是一种信仰，因为圣彼得、圣保罗，以及我们的主保圣人圣安德鲁，以及其他圣人都是值得敬仰的，我们同样会特

---

[1] 即主教，耶稣的使徒。——编者注

赦那些引导信众照此行事的神父，还有那些聆听健康信众忏悔的神父。"
主教如是说。

"你们还要让那些在必要之时向世俗之人忏悔的信众明白，如果能
战胜疾病，一定要再找到堂区神父进行忏悔。在神父不在的情况下，就让
执事主持圣餐礼。假如在临终时找不到神父主持涂油礼，那也要和别的时
候一样坚守信仰，这样也就等同于执行了圣礼。"[1]

如此一来，开展宗教仪式的要求就被降低了许多，虽然没有违背基
督的善意，也没有违背教会的宗旨，不过总的来说也只是化解危机的临时
举措。从巴斯和韦尔斯主教所写的倡议信来看，教区的情况并不乐观。早
在 1349 年 1 月，这种局面就有先兆。倡议信还告诉我们，萨默塞特郡的
教士人数堪忧，信众在临死之前鲜少能得到心灵上的抚慰。堂区神父病逝
之后，职位一直空缺。什鲁斯伯里的拉尔夫主教在登记簿中记录了相关情
况，从 1348 年 11 月开始，萨默塞特郡逐渐失去了大量教士。

教区神职人员的变动情况体现了瘟疫的严重程度。不过我们需要看
到，职位空缺的情况多半是由教士病亡而造成的，而且如主教所言，补缺
之事必然会延迟一段时间。综上所述，1348 年 12 月及 1349 年的 1 月、2
月是萨默塞特郡最艰难的时期，虽然在 1349 年 6 月之前，空缺的神职数
量始终居高不下。死亡高峰期为 1348 年圣诞节——从圣诞前夜（也就是
12 月 24 日）至主显节（即次年 1 月 6 日）。

---

[1] 请参阅大卫·威尔金斯所著的《大不列颠及爱帕尼亚宗教会议》，第 2 卷，第
735—736 页。——作者注

萨默塞特郡 1348—1349 年神职补缺情况							
1348 年		1349 年					
11 月	12 月	1 月	2 月	3 月	4 月	5 月	6 月
9	32	47	43	36	40	21	7

在疫情于 1349 年 5 月结束之前，巴斯和韦尔斯主教没有离开过威弗利斯科姆庄园。在那里，他把任命状交给一位神父，让他们去填补空缺。这项工作持续了整整 6 个月，一天又一天，从未间断。有时候一次任命一位，有时候是两三位，大多时候是四五位，甚至一次任命十位，因为死神带走了太多的神父。

我们尚不清楚瘟疫是怎么来到萨默塞特郡，以及在那里流行起来的，虽然答案对我们很重要。萨默塞特郡可能是在 1348 年 12 月暴发的瘟疫。在 12 月 19 日左右，埃弗克里奇遭到瘟疫侵袭。大概在两个星期之后，其附近的卡斯尔卡瑞与阿尔姆斯福特也沦陷了。萨默塞特郡的疫情首先出现在布里奇沃特、克里夫登、滨海韦斯顿、波蒂斯黑德与布里斯托尔。据说，一艘带有瘟疫病菌的船在穿越布里斯托尔港后曾到过上述城镇。这个说法或许是可信的，正如我们将在后文中所看到的那样，瘟疫几乎同时席卷北德文郡、南部沿海地区，以及北萨默塞特的各个城镇。

巴斯在 1349 年 1 月初暴发了瘟疫。从登记簿中可以看到，在 1 月 9 日及 10 日，神职突然出现了许多空缺，不但有城内的，也有郊区的。在这个月，坐落在巴斯和布里斯托尔之间的凯恩舍姆修道院被瘟疫盯上。由于弗雷什福德、图尔顿、哈丁顿、霍尔科姆、克洛福德、基墨尔斯顿、巴宾顿、康普顿、杜尔汀等地，以及韦尔斯的部分区域都先后失去了大量神职人员，所以我们很容易想到，瘟疫蔓延的路线是从巴斯到韦尔斯。

我们很肯定，在巴斯和韦尔斯教区，至少有半数拿俸禄的教士病亡。疫情期间，很多职位都出现了不止一次的空缺。数月间，有的职位甚至会出现 4 次空缺。例如，巴斯安普顿就迎来送往了 4 位堂区神父。位于弗罗姆附近的哈丁顿在 1349 年 1 月至 3 月之间出现过三四次神职空缺。从 1348 年 12 月 15 日起，直到 1349 年 2 月 4 日，约维尔的神父换了三个人。

与当地修道院疫情有关的资料十分稀少。马彻尔尼修道院的院长，还有阿瑟尔尼修道院的院长都死于瘟疫，随之而去的还有无数修士。格拉斯顿伯里修道院早先拥有修士 80 名左右，而在 1377 年[1] 的时候，那里只剩下 44 位修士了。由此可见，瘟疫带走了当地不少人。

在灾难来临的 5 年前，也就是 1344 年，巴斯小修道院的院长是约翰·德福特，其下共有专职修士 30 名。[2] 我们找到了一份爱德华三世执政末期，准确地说是 1377 年的教士津贴征收表，从其中萨默塞特郡的教士名录来看，巴斯小修道院当时只剩下了 16 人。[3] 直到 16 世纪解散，该修道院的人数也未有增加。[4]

大城市被破坏得更严重，这很容易理解，毕竟那时候的人们都缺乏卫生常识。地处英格兰西部地区的布里斯托尔损失惨重。身为幸存者的亨利·奈顿说过："布里斯托尔没剩下几个人，死亡突如其来，病发两三天

---

[1] 1377 年，距离灾难过去已 20 年左右，格拉斯顿伯里修道院留有修士 44 人，间接表明其他人或都死于瘟疫。——编者注

[2] 请参阅《巴斯特许状》（或称"林肯律师学院手稿"），第 119 页。这份资料曾经过萨默塞特历史协会的编辑。教士津贴征收表收录于威廉·亨特所编的《巴斯圣彼得小修道院的两份特许状》，第 73 页。——作者注

[3] 请参阅档案局所存的《神职人员补助档案》。——作者注

[4] 请参阅《副管理员报告》，第 7 卷，第 280 页表格。——作者注

乃至半天后就会死去。"那时候的布里斯托尔是什么样的？我们不妨来看看后世的描述：这座城市的街道都不怎么宽敞，在相对热闹一些的地方，可以看到像蜂巢般密密麻麻的地下室，里面堆满了葡萄酒、盐之类的货物；街道中间有沟渠，淌着生活污水；房屋间距很小，导致马车无法通行，所有商品都得靠马匹运输，或者人力搬运。直到 17 世纪，布里斯托尔人依然秉持着这样的传统，这也是塞缪尔·皮普斯的灵感来源。[1]

作为一个布里斯托尔人，历史学家塞缪尔·赛耶曾引用过一份历时久远的地方文献："1348 年，布里斯托尔遭遇了瘟疫。情况极其严重，甚至有无数尸体得不到掩埋。格洛斯特郡禁止布里斯托尔人进入。可瘟疫后来还是席卷了格洛斯特、牛津与伦敦。活下去的概率只有 1/15。城市的主要街道长出了杂草，足有好几英寸高。瘟疫暴发于城市中心地区。这种疾病显然来自外地。病例最先出现于多塞特郡与德文郡的沿海地区。"[2]这份资料还表明，作为西部地区的港口城市，布里斯托尔遭遇了人口锐减的问题，因此爱德华三世减少了当地的税费，原本需要缴纳 245 英镑，当时只需缴纳 158 英镑。

和别的地方一样，那里的墓地"人满为患"。关于这点，《公函卷轴》为我们提供了一个实例。圣十字教堂的堂区神父在极短时间内便看出：很有必要对墓地进行扩建。于是，他在既有墓地附近拿到了半英亩土地，开始了必要又紧急的扩建工作，而按照规定，他理应先获得王室的许可令才

---

[1] 请参阅威廉·亨特所著的《古老城镇之布里斯托尔》，第 77 页。——作者注

[2] 请参阅塞缪尔·赛耶所著的《布里斯托尔及其附近地区纪要》（布里斯托尔，1823年版），第 2 卷，第 143 页。——作者注

对。不过，这件事后来得到了爱德华三世的支持。[1]

埃克塞特教区管辖着德文郡与康沃尔郡两郡，其疫情出现的时间和萨默塞特郡大抵相同。[2] 在 1348 年之前的 8 年时间里，埃克塞特教区平均每年会空出 36 个神职，然而在 1349 年 1 月，一个月就出现了 30 个空缺神职。这意味着有大量教士死亡。

透过 1349 年各月神职补缺的情况，我们可以看到，相较于别处，德文郡与康沃尔郡的疫情持续时间要长一些。相关数据直至 1349 年 9 月才开始缓慢减少。1348 年 12 月、1349 年的 3—5 月可能是疫情高发期。

德文郡与康沃尔郡 1348—1349 年神职补缺数量										
1348 年		1349 年								
11 月	12 月	1 月	2 月	3 月	4 月	5 月	6 月	7 月	8 月	9 月
10	6	30	34	60	53	47	45	37	16	23

在谈及埃克塞特教区的主教登记簿时，辛吉斯顿·伦道夫指出："格兰迪森主教并没有在登记簿中记录太多与黑死病直接相关的信息，不过间接信息倒是不少。他详细记录了瘟疫暴发前 1 年，以及瘟疫结束后 1 年的情况，详细得令人震惊。可是，关于疫情期间的记录却寥寥无几。除了神职补缺之外，教区的其他工作都难以开展下去。与神职补缺有关的部分独立为一卷，即便是在瘟疫暴发后也没有停止记录，这多少会让人感到难过。哪怕只是浏览一下，我们也能看出当时的困境。相较于以往的工整和规范，

---

[1] 请参阅《公函卷轴》，爱德华三世 23 年，第 3 部分，文档 4。——作者注

[2] 该资料的作者感谢了辛吉斯顿·伦道夫，那是一位带俸神父。作者从辛吉斯顿·伦道夫那里拿到了埃克塞特教区神职补缺情况，以及与德文郡、康沃尔郡有关的信息。——作者注

这些记录都写得很简单仓促；以往都是以年度为单位，而此时的记录却是以月份为单位；就神职人员的变动来看，月均人数比以往的年均人数都多。抄录者没有依照惯例标注出'因去世而空缺'，似乎是担心这么写会带来不利影响。神父们恐怕是一批一批离世的，毫无疑问，为了教徒，为了信仰，他们没有向瘟疫低头。他们前赴后继，在主教的动员下，勇敢地填补了空缺。有的神父在上任几个星期后就染病故去了。在灾难过去后，幸存者屈指可数，以致很多神职都出现了空缺，无以为继。疫情虽然结束了，但这样的情况仍持续了一段时间。

"主教一直留在教区，一直留在饱受苦难的信众身旁；他是那么坚强、热诚、真挚、无私。这对人们而言无疑是无声的安慰。"

透过神职空缺的数量，以及各个地区遭遇瘟疫的时间，我们不难发现，该教区南北两地暴发瘟疫的时间相差无几。1348 年 11 月 7 日，北德文、诺瑟姆、阿尔弗迪斯科特暴发了瘟疫；11 月 8 日，同属一地的弗雷明顿暴发了瘟疫；12 月 23 日，巴恩斯特伯尔暴发了瘟疫。位于埃克斯河附近的乡村在 11 月出现了疫情。埃克塞特在 11 月末前出现了疫情。多塞特郡地处教区南部，受相邻地区影响而被瘟疫席卷。瘟疫蔓延的路线大致如此。不过，最先出现疫情的地方是巴恩斯特伯尔河口一带的乡村，可见瘟疫或许来自布里斯托尔湾：它随着船只来到了萨默塞特郡境内的沿海城镇。

沿海城镇受灾严重。船只每到一处都会留下病菌。想要了解瘟疫蔓延的路线，不妨以港口附近城镇出现神职空缺情况的时间为线索。例如，在康沃尔郡，位于福伊河口的某堂区在 1349 年 3 月的时候有空缺。一个星期后，位于河流上游的圣温诺堂区出现了空缺，而且是代理主持。地处沿河一带的博德明在 3 月 22 日出现了疫情。可见瘟疫是从河口地带逐渐蔓延至上游地区的，而这样的路径实为普遍。

我们不太清楚此教区所辖各修道院的具体情况。1349 年 3 月，埃克塞特的圣尼古拉修道院失去了院长。约翰·德怀临危受命，于 3 月 26 日走马上任，却很快也病故了。在 6 月 7 日之前，院长一职始终空缺。在新院长入职时，该修道院已如废墟一般。[1] 同样地，短短几个星期之内，皮尔顿小修道院就送走了两任院长。康沃尔的明斯特小修道院是由他国创办的，在 1349 年 4 月 26 日，其院长威廉·德胡默病逝。随后，佃农与劳工也纷纷病故，修道院入不敷出，甚至无法负担堂区专任神父和一众修士的生活。明斯特小修道院的堂区工作一直是由专任神父负责的，因为院长和教友们都不懂英语，也不懂康沃尔人所说的凯尔特语。[2]

努恩哈姆修道院位于西多会，其主教登记簿记录道："在大死亡，或者说大瘟疫的肆虐下，我们失去了 20 位修士及 3 位教友，他们的名字会被记录在其他卷册中。院长沃尔特以及两位修士幸免于难。"[3]

罗杰·德罗利因病去世，他是奥古斯丁会哈特兰修道院的院长；1349 年 3 月 18 日，选举新院长的布告公之于众。本笃会塔维斯托克修道院也失去了院长，新任院长理查德·德·埃塞在参加完坚信礼仪式后疾病发作，并"由于病得很严重"而无法觐见国王。10 月 17 日，受国王之命，

---

[1] 埃克塞特郡圣雅地区所有修道院的院长都"因突如其来的瘟疫离开了人世"。（请参阅《格兰迪森主教登记簿》：第 1 卷，文档 27b。）——作者注

[2] 请参阅《公函卷轴》，爱德华三世 29 年，第 2 部分，文档 19。——作者注

[3] 请参阅大英博物馆所藏的《阿伦德尔手稿》，第 17 号，文档 55b。乔治·奥利弗所著的《埃克塞特教区史料》第 359 页给予了补充："修道院至少有 88 人。"约翰·诺克斯所著的《伍斯特修道院及大教堂史》第 94 页：想要了解 1349 年那场灾难的影响，不妨来看看下述事实，"位于英格兰西部地区的努恩哈姆修道院，此前有 111 位修士，此后只剩下院长及两位修士"。乔治·奥利弗与约翰·诺克斯均未对文字出处做出解释。——作者注

格兰迪森主教前来接任，并完成了效忠宣誓。[1]

我们看到了一份由伍斯特人威廉抄录的笔记，内容是从方济各会教堂登记簿中看到的：据说，当地死亡人数为 1500 人。[2] 这当中包括了堂区的代理主持，1349 年 4 月 8 日，补缺者正式上任。这里的奥古斯丁会小修道院只有院长约翰·德·基尔克汉普顿及两位教友活了下来。两位教友在 3 月 17 日致信主教："虽然逃过一劫，却变成了'孤儿'。"他们恳请主教立刻任命一位院长。第二天，也就是 1349 年 3 月 18 日，在威尔士亲王黑太子爱德华的指示下，陪审团对小修道院进行了调查，却只看到空荡荡的院子，原来院长在"圣伯多禄宗座创办纪念日[3]过后的那个星期五（即 2 月 27 日）"死去了。[4]

格兰迪森主教在 1349 年 3 月 19 日致信朗斯顿小修道院院长，表示将委任一位修士，委任状将在 3 日后发布，并希望"这位修士谨慎行事，帮助小修道院克服眼下的一切困难"。[5]

然而，瘟疫并不满足于停留在英格兰西部地区，它疯狂地向各处蔓延，在英格兰境内肆意妄为。

---

[1]　请参阅《格兰迪森主教登记簿》：第 1 号，文档 26b。——作者注

[2]　请参阅詹姆斯·内史密斯所著的《伍斯特的威廉游记》，第 112 页。——作者注

[3]　即每年的 2 月 22 日。——编者注

[4]　请参阅约翰·麦克莱恩所著的《小特里格监理辖区史》，第 1 卷，第 128 页。——作者注

[5]　请参阅《格兰迪森主教登记簿》，第 1 号，文档 26b。——作者注

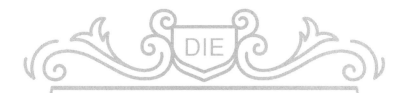

第六章

伦敦等地：无人继承的财产

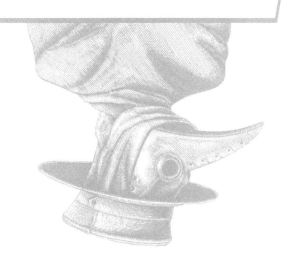

为了躲避瘟疫，格洛斯特曾经禁止深受疫情困扰的布里斯托尔人进入，不过一点作用都没有。没过多久，英格兰境内的各个地区、城镇和乡村都被瘟疫的阴影笼罩。一位生活于此时的英格兰人曾说："所有的城镇、乡村，甚至房屋里都有人病亡，死者众多，甚至无人生还。"人口骤减，就连"照顾病患、掩埋尸体的人都找不到了"。……因为墓地不够用，主教们只能另辟新址。

"在那个时候，1 夸脱小麦售价 12 便士，1 夸脱大麦售价 9 便士，1 夸脱豆子售价 8 便士，1 夸脱燕麦售价 5 便士，一头牛的价格是 40 便士，一匹不错的马则卖 6 先令。要知道在以前，一匹不错的马可以卖到 40 先令，一头牛可以卖到 2 先令，甚至 18 便士。而今这么低的价格，却也鲜有人问津。英格兰被瘟疫困扰了两年多的时间。"

"上帝垂怜之下，瘟疫逐渐消失了。可到了此时，劳动力已经少得可怜，农业生产停滞了下来。由于劳动力不足，就连妇孺孩童都不得不耕起了地，赶起了车。"[1] 瘟疫蔓延的速度是惊人的，其路线也变得匪夷所思，不过起点似乎是南部地区与西部地区的沿海城镇。当时有人认为，因

---

[1] 请参阅《史料汇编》之《史颂》，第 3 卷，第 213 页。——作者注

为和其他港口关系密切，伦敦一地在 1348 年 9 月 29 日暴发了瘟疫。[1] 据相关资料显示，最迟不过当年的万圣节（也就是 11 月 1 日），伦敦就被瘟疫袭击了。直到 1349 年的五旬节，伦敦及其附近地区的疫情才退去。生活在那个时期的埃夫斯伯里人罗伯特认为，情况最为糟糕的时期是自 2 月 2 日至复活节的那两个月。他表示，在此期间，"在史密斯菲尔德，新建公墓日均埋葬的尸体不少于 200 具，比城内的所有公墓都多。"[2]

　　1349 年，原定 1 月于威斯敏斯特召开的议会在月初时就宣布了休会，就像爱德华三世所说的那样："死神般的大瘟疫突然来到了伦敦一带，事情变得越来越麻烦了。我怕来参会的人遭遇不测。"[3] 不久之后，伦敦市内教堂的墓地都被填满了，人们只好开辟了两个新墓地。如前文所述，埃夫斯伯里的罗伯特曾谈到史密斯菲尔德的新墓地，对此，历史学家约翰·斯托写道："爱德华三世在 1348 年遇到了执政以来的首次大瘟疫。它来势汹汹。市里郊外病死者无数，教堂墓地不够用了。为了掩埋尸体，教士约翰·科里想办法从阿尔德盖特的圣三一小修道院院长尼古拉手中得到了 1 托夫特[4] 土地，那片土地位于东史密斯菲尔德一带。按照约定，新墓地的名字必须是"圣三一小修道院墓地"。借助众多虔诚信众的募捐，新墓地四周竖起了石墙。威廉·埃尔辛之子罗伯特·埃尔辛和伦敦主教拉尔夫·斯特拉特福德分别都捐了 5 英镑。从此之后，新墓地成为众多逝者的安息之

---

[1] 请参阅《伯蒙德西修道院编年史》，收录于《史料汇编》之《诸修道院编年史》，第 3 卷，第 475 页。——作者注

[2] 请参阅《史料汇编》之《爱德华三世的丰功伟绩》，第 406 页。——作者注

[3] 请参阅托马斯·赖默所著的《英格兰国王外交条约汇编》，第 5 卷，第 655 页。——作者注

[4] 面积单位，1 托夫特约等于 1 公顷。——编者注

处。后来，为了感恩上帝，一座教堂拔地而起。"在这块新墓地上，爱德华三世创办了一间西多会修道院，用以供奉圣母玛利亚。[1]

约翰·斯托所提及的新墓地绝非仅此一处。另一座新墓地更加为人所熟知，是后来的查特豪斯修道院所在之处。在约翰·斯托笔下，"教堂墓地不堪重负，人们只好开辟新址以掩埋尸体。在这种情况下，身为伦敦主教的拉尔夫·斯特拉特福德便买了一块地。他将这块地称为'无人之境'，给它筑了围墙，以作墓地之用。没过多久，一座小教堂出现在'无人之境'。这座教堂在后来（1598年）得到了扩建，新增了可以住人的房间。而今，墓地已成花园，不过名字从未改变：宽恕教堂墓地。"

"1349年，为了防患于未然，大名鼎鼎的瓦尔特·曼尼爵士斥资购买了一块面积为13.25英亩的土地，距离'无人之境'不远。这块地在斯皮特尔克拉夫特，早先曾是圣巴托罗缪修道院的医护所（因此后来被命名为新教堂墓地）。在瓦尔特·曼尼爵士的邀请下，伦敦主教前来为新墓地祝圣。

"在那些年里，共计有5万人安息于此。爱德华三世在特许状里这么说。

"我还在墓地的十字架石碑上看到过相关铭文：'Anno Domini 1349. Regnante……'，意思是'1349年，瘟疫猖獗，经祝圣后，此为墓地。超过5万逝者在本修道院墓地安息，从开始到现在。愿上帝宽恕他们的灵

---

[1]　请参阅约翰·斯托所著的《伦敦概况》，第2卷，第13页。——作者注

魂。阿门！’ ”[1]

约翰·斯托认为该墓地埋葬有 5 万名逝者，这个数字或许，甚至多半都有些夸大其词。尽管如此，不可否认的是，伦敦当时的环境卫生状况堪忧，可以说是瘟疫极速扩散的帮凶。街道又窄又脏，房屋低矮封闭，污水横流，这样的居住环境无疑是 14 世纪瘟疫——极具传染性疾病的温床。为了进一步了解当时的居住环境，让我们来看看爱德华三世所发布的诏令，对象是各地市长及郡守。诏令发布于 1361 年，也就是暴发第二场瘟疫的时候。就致命性而言，这次的瘟疫和 1349 年的瘟疫不相上下。爱德华三世在诏令中写道：“每当有牲畜被屠宰，街上都会污血横流，腐臭阵阵，泰晤士河上漂着各种内脏。伦敦的空气因此被污染，很容易引发瘟疫。这种不卫生的行为屡禁不止，以致伦敦经常受困于瘟疫，不断遭受重创。这种情况必须要得到治理，要不然恐怕要大祸临头。经议会批准，我特此颁布本令，即日起，为了防患于未然，牛、猪等牲畜只能在斯特拉特福德或奈茨布里奇进行屠宰。”[2]

---

[1] 请参阅查尔斯·克莱顿所著的《英国瘟疫史》，第 128 页。查尔斯·克莱顿在此处引用了约翰·里克曼所写的《1831 年人口日报摘要》。据约翰·里克曼称，伦敦的死亡人数为 10 万人，不过在查尔斯·克莱顿看来，应该在 5 万以内。实际上，查尔斯·克莱顿认为伦敦在 1349 年疫情期间的死亡人数“很可能”是 44770 人。——作者注

[2] 请参阅布鲁克·兰伯特所著的《伦敦》，第 1 卷，第 241 页。——作者注

很多迹象表明，伦敦的确死了很多人。[1]最能说明这一情况的是，"哈斯廷斯法院"收到的遗嘱数量出现了惊人的增长。在此前 3 年里，其年均遗嘱数量为 22 份，到了 1349 年，数量增加到了 222 份。另外，从遗嘱内容来看，很多家庭的成员都相继离世了。例如，有人刚被确立为其父的遗产继承人，可认证尚未完成，他本人的遗嘱又被送到了法院。[2]

法院每月都要认证遗嘱，从其数量可以看出死亡人数最多的月份：1349 年 5 月，有遗嘱 121 份；7 月，有遗嘱 51 份。不过，5 月的遗嘱数量之所以有那么多，是因为上一个月没有对任何遗嘱进行认证，这多少有些令人不解。细想来，这或许是由于 4 月的疫情比较严重，以至于各项工作无法正常开展。对此，最有力的证明是：复活节的时候，王座法院没有开庭。

威斯敏斯特的情况十分糟糕。爱德华三世在 1349 年 3 月 10 日发布诏令，宣布议会又一次休会，并公开指出威斯敏斯特与伦敦遭遇了前所未有的灾难。[3]伯彻斯顿修道院院长在 1349 年 5 月初病逝，随之而去的还有 27 位修士，他们相伴长眠于该修道院南边的墓地中。因为修道院及其

---

[1]　请参阅查尔斯·克莱顿所著的《英国瘟疫史》，第 129 页。文中写道："1344 年，库特斯公司依照企业章程提名了 8 位理事。有注释称，5 年后，这些人都离世了，换句话说，在黑死病肆虐的 1349 年，他们都死了，虽然我们无法断定他们都死于这种疾病。除此之外，这一章程还记录着，在大瘟疫袭来前的那一年（也就是 1347 年）的 12 月 13 日，提名理事为 6 人。另有注释称，在 1350 年 7 月 7 日之前，这 6 人都已去世，至于个中缘由，未做文字说明，这或许意味着他们的死因是众所周知的。如我们所知，在黑死病暴发后，戈德史密斯公司也失去了 6 位理事。"——作者注

[2]　请参阅雷金纳德·鲁滨孙·夏普所编的《伦敦哈斯廷斯法院遗嘱索引》，第 1 卷，第 27 页。——作者注

[3]　请参阅托马斯·赖默所著的《英格兰国王外交条约汇编》，第 5 卷，第 658 页。——作者注

附近地区遇到的问题十分棘手，修道院不得不拿出部分珠宝和藏品，卖得了 315 英镑 13 先令 8 便士。在那个时候，这笔钱非常可观。[1]

威斯敏斯特圣雅各修道院医院的情形也很惨烈。"彼时，只有院长活了下来，修女和教友们"都死于瘟疫。幸存者威廉·德·韦斯顿在 1349 年 5 月出任院长，之后在 1351 年因渎职而被罢免。自此至 1353 年，医院一直处于废弃状态。[2]

托马斯·沃尔辛厄姆著有《历任院长志》一书，当中记述了圣奥尔本斯修道院的情况。他是这样谈论该院院长迈克尔·门特莫尔的："在夺走了半数人的生命之后，瘟疫袭击了圣奥尔本斯修道院。第一个倒下的是那位年轻的院长。他在濯足节[3]时便觉得身体不舒服了，但依然坚持完成了大弥撒的主持工作，因为他认为应该虔诚地对待节日，谦卑恭敬地对待上帝。用餐之前，他谦逊地为那些贫困者沐足；用餐结束后，他又恭敬地为教友们沐足及吻足。那天，他坚持完成了每一个仪式，没有请人做代理。

"第二天，迈克尔·门特莫尔院长的状态恶化了。他躺在床上，以天主教徒的姿态与悔过之心，虔诚地做了忏悔，并接受了终傅礼。复活节那天中午，他在悲哀与痛苦中离开了人世。"

"瘟疫是疯狂的，污染了空气，导致修士们接连病亡"，因此，院长的尸体很快就被掩埋了。"当时死了很多人，单是圣奥尔本斯修道院附

---

[1] 请参阅大英博物馆所藏的《科顿手稿》，维特里乌斯卷，文档 129b。——作者注

[2] 请参阅档案局所存的《财政大臣债务征收官备忘录》，爱德华三世 25 年，文档 26。——作者注

[3] 每年复活节前的星期四。——编者注

属小修道院就死了 47 位修士。"[1]

这位作者还在书中写道："这是上帝的安排，瘟疫来到人间，带走了很多人的生命，包括许多修道院院长在内。其中最值得祭奠的当数圣奥尔本斯修道院的迈克尔·门特莫尔院长。那时候，附属于该修道院的尼古拉小修道院已经失去了他们的院长与副院长。一部分熟悉教义的人推荐托马斯·德·里斯伯为新任院长，他之前是这间小修道院的选举圣典教授。"[2]

圣奥尔本斯修道院院长死于 1349 年 4 月 12 日，由此可见，那些天或许是赫特福德郡情况最糟糕的时候。不过，就赫特福德郡神职空缺数量在伦敦教区总数中所占的比例来看，在夏天结束之前，瘟疫一直在北部地区肆虐。

索罗尔德·罗杰斯还说："赫特福德庄园遭受了沉重的打击，此后花了整整 30 年的时间才解决了人口缺失、无人租地等问题。"[3]

同样损失惨重的还有赫特福德郡附近的贝德福德郡、白金汉郡、伯克郡。我们在这几地的编年史中没有看到详细的受灾情况，不过在其他资料中却了解到一二。就 1349 年上半年的死亡人数而言，上述三地的情况与其他郡不相上下。《死后调查书》记录了疫情结束后的国内形势。英格兰境内的所有土地理论上都是王室财产，经国王授权的佃农是土地所有者，他们租借的是国王的土地，如同小农产租借大农产的土地。在土地所

---

[1]　请参阅《史料汇编》之《圣奥尔本斯修道院编年史》，第 2 卷，第 369 页。——作者注

[2]　请参阅《史料汇编》之《圣奥尔本斯修道院编年史》，第 2 卷，第 381 页。——作者注

[3]　请参阅詹姆斯·埃德温·索罗尔德·罗杰斯所著的《600 年来的工作及报酬》，第 1 卷，第 225 页。——作者注

有者去世之后，国王会通过行使王权来获取部分权益。土地将被暂时收回，由官员代为持有，直至确认完毕王室之于土地继承者的权利。为了确保这一制度在各个郡都能得到落实，国王向各地指派了土地收还官，以负责产业的回收与转让。土地收还官要做的是在土地所有者去世之后，按照国王的要求，召集经过宣誓的陪审团对相关土地的大小与价值进行调查和确认。这些受誓词约束，经过裁决的信息会被记录于《死后调查书》。

这些资料如今藏于衡平法院[1]内，不过其中的很多记录都已不知去向。1349 年的记录明显增多。1346 年和 1347 年的记录都未超过 120 份，1348 年的记录是 130 份，到了 1349 年，单是现在可以看到的记录就达到了 311 份。从 1349 年的《令状卷轴》记录来看，实际数量或许更多。

《令状卷轴》记录了土地收还官所收到的所有调查令，据统计，爱德华三世总共发出了 619 份调查令。土地收还官有时会同时收到好几份，涉及当地的数位逝者。[2]

通过这类记录，我们可以判断出死于瘟疫的土地所有者的数量，以及相关土地的资产价值[3]在疫情结束后发生了什么样的变化，而这也体现了这些资料的特殊历史价值。对土地资产价值造成影响的因素主要有佃农数量、租金多少等。对于一块土地来说，通常情况下，假如农庄或村庄的人口减少，那么它的年均价值也会降低。

---

[1] 也就是"大法官法院"。——编者注

[2] 例如，我们在登记表中看到了一次性发出的 8 份调查令，要求监理霍尔德内斯调查霍恩西伯顿辖区内数位逝者的土地资产情况。请参阅档案局所存的《令状卷轴（原本）》，爱德华三世 23 年，文档 17。——作者注

[3] 这里所说的价值，不是指出售所带来的收益，而是指出租所带来的收益。——编者注

还有些实例也可以证明疫情的严重性。斯莱登庄园位于白金汉郡，在伯克姆斯特德附近。一个陪审团在 1349 年 8 月初宣誓后指出，斯莱登庄园的磨坊已经没什么价值了，"在疫情的影响下"，磨坊主病故，也不见有佃农继续磨玉米。在此之前，自由佃农、农奴及茅舍农[1]每年需缴纳 12 英镑的租金，事到如今，依照陪审团的裁定，没有了佃农，庄园就荒废了，失去了价值。约翰·罗宾斯住在庄园里的一间小茅舍里，租种着一块狭长的田地，年租金为 7 先令。毫无疑问，庄园里如今唯一有价值的就是这块地了。在斯莱登庄园的另一片土地上，只有一个佃农得以幸存，还有个地方则无人幸存。[2]

贝德福德郡在 1349 年 5 月末出现了类似的情况。斯图灵顿庄园里的一台织布机因为同样的原因失去了价值，"瘟疫置很多人于死地，织布机停了下来，无人使用也无人租借"。资料显示，斯图灵顿庄园的田地也荒废了，木材因无人问津而销售不出去。[3]

伯克郡休斯家族的一座庄园在 1349 年 7 月失去了所有佃农和农奴。在以往，这座庄园的年收入为 32 先令，而此后却被《死后调查书》评估为毫无价值，原因是"谁也不愿购买或租种已逝佃农的土地"。没有人耕种，自然就失去了价值。[4]克罗克汉姆庄园是凯瑟琳·格兰迪森——

---

[1]　茅舍农租住在一两间茅屋里，耕种着很小面积的土地，自己没有牛和犁，靠佣金维持生计，十分清苦。——编者注

[2]　请参阅档案局文秘署所存的《死后调查书》，爱德华三世 23 年，文档 85。——作者注

[3]　请参阅档案局文秘署所存的《死后调查书》，爱德华三世 23 年，文档 75。——作者注

[4]　请参阅档案局文秘署所存的《死后调查书》，爱德华三世 23 年，文档 77。——作者注

索尔兹伯里伯爵威廉·德·蒙塔古之妻的财产，然而庄园里的自由佃农及其他租户都没能活过 1349 年 4 月 23 日。庄园此前的年收入为 13 英镑，而今它的土地却无人敢租。[1] 别的地方情况也如此，法庭失去了收入来源，土地闲置，磨坊废弃，因为几乎没有人活下来。举国上下，出租收益越来越少，甚至一分都没有，因为那些租地耕种与租房子住的人大多，甚至全都死于瘟疫。[2]

从白金汉郡的神职空缺数量来看，在 1349 年时，带俸神职有 180 个 [3]，其中有 83 个空缺，占比将近一半。在分析了带俸神职的任命时间后可以看出，1349 年 6 月至 9 月是当地的疫情高发期。

白金汉郡在 1349 年 5—11 月的神职补缺情况						
5 月	6 月	7 月	8 月	9 月	10 月	11 月
3	10	23	11	13	3	3

肯特郡地处伦敦一侧，横跨坎特伯雷与罗切斯特两个教区。肯特郡的东南部归坎特伯雷大主教管理，拥有一条从梅德韦至萨塞克斯边界的漫长海岸线；西部归罗切斯特大主教管理，坐拥从伦敦至希尔内斯的泰晤士河南岸地区。由于某些自身的原因，坎特伯雷教区在瘟疫面前毫无抵抗力。多佛港与桑威奇港这两个至关重要的港口都在这个教区，而且和法兰西有很多往来。除此之外，坎特伯雷市区里还有一条从伦敦到海岸的交通要道。

---

[1] 请参阅档案局文秘署所存的《死后调查书》，爱德华三世 23 年，文档 58。——作者注

[2] 请参阅伯克郡土地收还官所记录的 4 份《死后调查书》，收录于《死后调查书》，文档 103。——作者注

[3] 请参阅乔治·利普斯科姆所著的《白金汉郡的历史及遗迹》。——作者注

　　不过数月时间，坎特伯雷教区就已经换了 3 位大主教，至少有一人，或许是两人死于瘟疫。据克赖斯特彻奇小修道院院长，以及女修道院院长所登记的信息来看，坎特伯雷教区带俸神职接二连三地出现了空缺，大多数神职人员都因病去世了。[1] 斯蒂芬·伯青顿曾为历任坎特伯雷大主教著书立传，他在书中记录道："1348 年的圣诞节刚刚过去，就有很多人相继死了。直到 1349 年 5 月末，这一情况才得到缓解。瘟疫肆虐之下，当地失去了 2/3 的人口。在那个时候，由于教士数量锐减，堂区教堂基本处于无人管理的状态。一部分神职人员因为担心染上瘟疫而悄悄逃走了。"[2]

　　事实证明，坎特伯雷本地也暴发了瘟疫。身在阿维尼翁的圣奥古斯丁修道院院长感染了瘟疫，不治身亡。不过，因为缺乏资料，我们并不知道圣奥古斯丁修道院内部的具体情况。但有资料显示，教皇克雷芒六世曾收到该院院长托马斯的申请，并特许 5 位修士填补了空缺的神职。当地很多神职人员或许都死于瘟疫，所以空缺的神职多了起来，亟待新人出任。事实上，新任神职人员中甚至包括了"先天生理缺陷"的人。

　　疫情期间，克赖斯特彻奇小修道院只失去了 4 位神职人员。相较而言，这里的人们似乎有着较强的免疫力，究其原因，有人认为是这里的水源质量比较好。近一个世纪以来，这所修道院的日用水都来自山上。没过多久就入夏了，为了觐见教皇，圣奥尔本斯修道院的新院长需要到阿维尼翁去一趟。一行人在坎特伯雷稍事休息，然而两名随行人员中的一人却在那里

---

[1]　请参阅历史手稿委员会所发布的《第八次报告》，第 336 页。——作者注

[2]　请参阅亨利·沃顿所著的《英格兰大主教及主教传》，第 1 卷，第 42 页。——作者注

病亡了。同样地，当地的"殉道者"圣托马斯伊斯特布里奇医院在极短的时间内换了两位院长；圣墓女修道院与圣格雷戈里修道院也都失去了院长。我们无法想象，在这段恐怖时期里，教会与信众们都遭受了怎样的折磨。截至1349年6月，桑威奇的瘟疫仍未消退，当地既有的墓地已经被填满了。代理主教临危受命赶赴此地，为一块由亨廷顿伯爵威廉·德·克林顿捐赠的土地祝圣，开辟为新墓地。[1]

为了进一步了解瘟疫的扩散速度，让我们来看一个实例：一家数口相继病逝，被葬于同一个墓地。奥斯普林奇位于罗切斯特教区的北部，与法弗舍姆相距3英里。当地的托马斯·迪恩爵士病逝于1349年5月18日。他的4个女儿——贝妮迪克塔只有5岁，玛格丽特才4岁，玛莎和琼则更小一些——当时还活着。他的妻子玛莎在7月8日病逝。据8月3日星期一的《死后调查书》称，玛莎和琼也死于瘟疫。至此，父母及两个女儿，一家六口都被瘟疫夺走了生命。[2]

罗切斯特教区，也就是肯特郡西部，情况无异于坎特伯雷教区，同样十分糟糕。身为教区教士及亲历者的威廉·迪恩对那里的情况进行了记录。"英格兰遭遇了前所未有的瘟疫。罗切斯特主教的小教堂失去了4位神父、5位侍者、10位仆人、6位听差，以及7位年纪轻轻的教士。如此一来，教堂里的所有部门都停工了，因为找不到人为主教帮忙。"虽然受到了主教的祈福，但本笃会莫灵女修道院还是在短时间内送走了两任院

---

[1] 请参阅历史手稿委员会所发布的《第八次报告》，第336页。尼古拉·巴特雷版的报告收藏于大英博物馆，补充手稿22665，文档183。——作者注

[2] 请参阅土地收还官所记录的《死后调查书》，爱德华三世23年，肯特郡。——作者注

长，最后活下来的只有 4 位发愿修女，以及 4 位见习修女。[1] 女修道院的收入需要有人来管理，于是，主教选择了幸存者中的一位。由于一时找不到合适的人出任院长之职，因此主教只好又选择了一位幸存者来管理宗教事务。

威廉·迪恩还提到："瘟疫暴发之后，罗切斯特主教有时候待在霍灵[2]，有时候待在特罗特斯克里夫。[3] 他会定期前往两地任命神职人员。现实惨烈无比！数不清的教徒死于瘟疫，就连搬运尸体的人都找不到了。人们只能自己把儿女的尸体抬进教堂，放进墓穴。谁都不愿从公墓旁走过，因为那里臭气熏天。"

威廉·迪恩直白的陈述让我们看清了现实。如前文所述，斯蒂芬·伯青顿、巴斯和韦尔斯主教也曾谈到这件事：出于对瘟疫的恐惧，教士们不再恪尽职守。在英格兰，相关实例再无其他。对此，我们不禁联想到意大利的情况，教士们恐慌不已，没人坚守阵地。

威廉·迪恩强调说："疫情期间，很多专任神父及神职人员都不愿做圣事，除非当事人出价不菲。罗切斯特主教在 1349 年 6 月 27 日授权执事长要求神职人员履行职责，违者将被停职。"[4] 罗切斯特主教表示："有的神父和教士不愿补缺，无论是法律所需还是实际所需，原因是那些职位不是肥差，俸禄很少。还有些收入微薄的神父想要辞职，理由是在无数堂区居民死于瘟疫后，俸禄又少了许多，以至于难以维持生计，就快

---

[1] 经考核后方可成为见习修女，见习期满后，再经发愿成为发愿修女。——编者注

[2] 霍灵与罗切斯特相距 6 英里左右。——作者注

[3] 特罗特斯克里夫与梅德斯通相距 9 英里。——作者注

[4] 请参阅亨利·沃顿所著的《英格兰大主教及主教传》，第 1 卷，第 375—376 页。——作者注

要被压垮了。所以，各个堂区在很长一段时间内都处于无人管理的状态，因为神父都背弃了天职。对于信众而言，这无异于一种危机。我们希望这一局面能尽快得到改善，特此致函教区内每一位神职人员，以及未来有可能成为神职人员的堂区主持和代理主持，允许及授予本教区所有牧师特殊许可：假如年俸禄少于 10 马克，那么在就职后，每年将至少有一次机会获得弥撒金，直至年俸禄达到 10 马克。"[1]

威廉·迪恩还告诉我们，坎特伯雷大主教托马斯·布拉德沃丁死在伦敦，而且是在罗切斯特主教的住处。威廉·迪恩还提到："劳动力一度紧缺，各个行业都是如此。在英格兰，1/3 的土地无人耕种。劳工们肆意妄为，就连国王、法律和法院也约束不了；很多人都变得堕落与邪恶。他们不在意死亡，不在意刚结束的瘟疫，不在意灵魂的救赎……神父不再重视信众的忏悔，不再关注灵魂的价值，而只想着拿更多的俸禄。所以，很多神职都空缺，那些拒不赴任者根本不在乎什么教规。日子一天天过去，教士也好，信众也罢，其灵魂所遇到的危机更大了。"

从冬到春，老迈的罗切斯特主教始终没有离开特罗特斯克里夫。时代的遭遇令他痛不欲生。教区内的所有庄园都成了废墟，更别说 100 英镑的供奉费用。罗切斯特修道院物资紧缺，修士们没有东西吃，只能自己动手磨面来制作面包。只有那位院长衣食无忧。威廉·迪恩还提供了很多别的信息，在研究瘟疫之深远影响的时候，我们将做进一步探讨。此处，来看看他所说的如下话语："主教对莫灵女修道院与列斯涅斯修道院进行了视察，"发现修道院的经济情况十分糟糕，"这种情况恐怕将持续到末日审判那天。"他还说，西蒙·伊斯利普在出任坎特伯雷大主教时，就职仪

---

[1] 请参阅大英博物馆所藏的《科顿手稿》，福斯蒂娜部分，文档 98。——作者注

式不同于以往，非常简单，为了节约费用，他和修士们只是到克赖斯特彻奇的小饭馆里吃了个便饭。[1]

以上是罗切斯特教区的疫情概述。值得一提的还有，这个教区大概有 230 位神职人员，通过对比就可以知道死于瘟疫者的数量。

萨里郡、汉普郡与怀特岛郡都属于温切斯特教区。主教威廉·伊登顿在 1348 年 10 月 24 日给教区全体教士写了封信，希望他们多多祈祷。[2]其他地方的遭遇令这里的人们倍感焦虑。这封信让我们感受到了人们的不安。信中写着："受上帝之命，我祝愿温切斯特教区的所有修道院院长及神职人员在上帝的庇佑与祝福下安康无恙。拉玛的声音[3]回荡在我们耳畔，世界各地的悲泣声此起彼伏。我们从未遭遇过如此严重的瘟疫，各个国家都笼罩着死亡的阴影，就像坠入了深不可测的悬崖，找不到一丝慰藉。在此之前，城镇、乡村、城堡里矗立着精美的建筑，男人们智勇双全，女人们仪态万千。人们开心幸福地生活着，没有烦恼。可是后来，瘟疫来了，就像一把锋利的剑，杀死了很多人。无论它走到哪里，人们都会急匆匆地逃走，就像看见了猛兽似的。人间再无快乐，再无音乐，再无欢笑。从前富庶的乡村，而今再无人耕种田地，成了蛮荒之地。我悲痛地告诉各位，据我所知，瘟疫在英格兰沿海一带肆意妄为。这让我们忐忑，因为瘟疫有可能会盯上我们这座城市、这个教区。唯愿上帝能阻止它！上帝总会不时地折磨我们，可能是为了试探人类的承受能力，也可能是因为我们罪孽深

---

[1] 请参阅大英博物馆所藏的《科顿手稿》，福斯蒂娜部分，文档 99。——作者注

[2] 在此要对弗朗西斯·约瑟夫·贝金特先生表示感谢。他同意我参考他记录的主教登记簿，并为了帮到我，他还对温切斯特教区相关事宜进行了调查。——作者注

[3] 引自《新约·马太福音》第二章。因为找不到初生的耶稣，希律王命人屠杀了伯利恒城及其周边地区所有不满两岁的孩童。——编者注

重理应受罚,然而,上帝的想法又岂是我们这些人类可以洞察的。令人心悸的是,上帝震怒的原因或许是他看到了:人类有了肉欲,那因亚当的原罪而产生的,会让人变恶的肉欲,并因此而走上了邪恶之路。于是,上帝决定降下这场灾难以惩戒人类。

"不过,上帝心有大爱,心怀仁慈,耐心十足。虽然上帝惩罚了我们,可我还是真诚地希望大家相信上帝,听从上帝的安排。如此,上帝或许会对我们网开一面。以上帝的名义,以顺服之美德的名义,我希望并要求各位向上帝忏悔,反省自己的错误。为了能获得上帝的原谅,各位一定要虔诚地忏悔,并惩罚自己。我要求大家在每个礼拜三与礼拜天都要去修道院,成为唱诗班的一员,怀着虔诚之心与谦卑之心跪下,吟唱 7 篇忏悔诗与 15 篇上行诗。在礼拜五,教士与人们都要去参加游行,穿过威斯敏斯特的市场,一边走一边吟唱那些诗及连祷文,向圣父祈祷,让他平息我们所遭遇的灾难。我希望,人人都能听从召唤,加入到一系列神圣游行的队伍中,以及参与其他各种充满虔诚的活动。在游行的时候,你们要低着头,光着脚,实行斋戒,心怀虔诚,不断祈祷,忘掉那些不好的话语,反复诵念主祷文,牢记万福玛利亚。在游行完之后,去教堂做弥撒,拿出最为诚挚的姿态,潜心祈祷,直到做完弥撒。"最后,主教表示特赦参加忏悔圣礼者。[1]

威廉·伊登顿主教在那天,也就是 1348 年 10 月 24 日向包括萨里郡主教座堂执事长在内的所有教士发布了训令:因为瘟疫正步步逼近,希望全体教士多行忏悔圣事,到城市广场及乡村教堂墓地附近,脱掉鞋子参加游行,进行祈祷。

---

[1] 请参阅《伊登顿主教登记簿》,第 2 卷,文档 17。——作者注

灾难迫在眉睫，主教在 11 月 17 日又颁布了 5 条特许令，告诫信众，"要听取圣父的谆谆教诲，因为有罪，才会遭遇疾病和死亡。想要远离这些苦痛，只有先对灵魂进行救助"。如果没有神父，隐修的修女将有可能无法行忏悔圣事，鉴于此，主教承诺指派两三名合适的人选，到教区内的女修道院中担任神父。经过特许，这几位神父将聆听修女的忏悔。[1]

温切斯特教区在圣诞节前出现了疫情，瘟疫初来乍到。威廉·伊登顿主教在 1349 年 1 月 19 日给他的下属们写了封信，说是要宣布一个好消息——听到这个消息时，他也很受鼓舞。"对于信众们的请求，高高在上的教皇，或许说圣父已经做出了回应。由于瘟疫已经逼近，特赦免教区全体人民，不管是修道会里的神职人员、教会中人，还是普通百姓，只要虔诚地向神父忏悔；只要在临死之前坚守信仰，心系神圣罗马教廷；只要效忠并服务于罗马教皇，以及他的继任者罗马主教，就可以得到特赦。"随后，主教要求尽快将这一信息广而告之。[2]

与教区别的地方一样，温切斯特市的疫情也很严重，许多逝者的遗体得不到埋葬。截至 1349 年 1 月，很多神职都无人担任。不得不承认，死亡人数与日俱增，情况危急。因为各种原因，教士们提出，除了经过祝圣的墓地，逝者尸体不可葬于别处。不过，部分信众则表示，在这危急关头，应暂时放下这些教条。不仅如此，他们还对圣斯威森

---

[1] 请参阅《伊登顿主教登记簿》，第 2 卷，文档 17、18。——作者注

[2] 请参阅《伊登顿主教登记簿》，第 2 卷，文档 19。特赦期原本截止于复活节，不过后来又推迟到了圣米迦勒节。教皇口谕延长特赦期，相关信函于 1349 年 4 月 28 日到达教区。威廉·伊登顿主教在 5 月 25 日面向教区通告了教皇的决定，并要求尽快将此消息告知每一个人。——作者注

小修道院里的一位修士进行了攻击，并致其受伤。那位修士是教堂墓地的葬礼主持，名叫拉尔夫·德斯汤顿。显而易见，他们这么做是想让自己的想法得到执行。这一事件让威廉·伊登顿主教愤怒不已。于是，他在1349年1月21日对温切斯特修道院及海德修道院的院长进行了布道，谈到了与肉体复活有关的天主教教义，并表示要把打人者赶出教会。他指出："无论在哪里，天主教会都对肉体复活一事深信不疑。在接受了圣事之后，肉体将回归纯洁，因此不可埋葬于不洁之处，而要葬于经过祝圣的墓地，或者教堂中。在复活之前，圣徒的圣骸会在那里有尊严地保存下去，和肉体没有区别。"然后他表示，希望温切斯特市在教区内起到带头作用，闪耀出比别处更强烈的天主教信仰之光。不过，在温切斯特，有出生于外地的人，也有移居此处的外地人。不同于本地居民，这些人并不那么正直，也没那么虔诚，他们是身处底层的外乡人，是堕落的教会中人。他们在经过祝圣的墓地里看到了正在主持葬礼的拉尔夫·德斯汤顿，从拉尔夫·德斯汤顿的行为方式和光头看出他是修士，可还是对他进行了殴打，理由是他们认为病逝者不应与等待重生的人葬于一处。对于涉及肉体复活的天主教信仰而言，这件事非同小可，于是威廉·伊登顿主教决定到温切斯特的各个教堂里去布道。由此可见，天主教的第一原则显然因瘟疫的来到而受到了冲击，这一情况在意大利也出现过。

威廉·伊登顿主教还说，他发现很多心怀虔诚的信众在"这个时候"离开了人世，且死亡人数较之以往多了很多，因此要求"各个堂区尽可能快地埋葬逝者"，除了对既有墓地进行扩建之外，还应开辟新的墓地。[1]

---

[1] 请参阅《伊登顿主教登记簿》，第1卷，文档19b。——作者注

可是，情况并未就此好转。海德修道院的约翰·德·汉普顿、罗伯特·德·波帕姆、威廉·德·法弗海德在 1349 年 2 月 13 日收到了爱德华三世的信函，[1] 受命组成了一个调查委员会，以对威廉·德·伊登顿所提交的一份诉状进行审查与裁决。诉状涉及关于一块被围的土地。那里本是海德修道院的资产，毗邻附属于温切斯特主教教堂的圣斯威森小修道院的墓地。后来，海德修道院搬到了新址，这块地就被亨利一世赠给了圣斯威森小修道院。诉状写道，"市长、执达吏[2] 及一部分城市居民擅自在那里组织集市，每星期两次，而且每年还会举行两次狂欢活动"，如此这般，"逝者不得安宁，毫无公正可言。由于近来暴发了大瘟疫，无数人因病身亡，堂区墓地被填满，因此主教行使了自身的权力，通过祝圣将那里辟为了新墓地，以安葬大量逝者。"调查委员会对那块地、公墓和教堂进行了巡视，而后"选择合适的人组成了陪审团，审查证据、审理案件"。[3]

通过分析汉普郡任用神职人员的时间及数量，我们可以推断出死亡人数最多的时间段。不难看出，疫情高峰期为 1349 年 2—4 月。相较于疫情出现前 3 年的月均任命人数，5 月任命的神职人员多了一倍。

---

[1]　有人提出，这封信函所涉及的瘟疫不是发生在 1348 年至 1349 年的那场灾难，不过我们从中看到了两位亡者的死亡日期：1356 年 8 月 4 日，约翰·德·汉普顿去世；1361 年 5 月 18 日，威廉·德·法弗海德去世，可见上述观点是不成立的。——作者注

[2]　法院官员，职责是送达传票、执行法令，特别是与没收债务人财产有关的法令。——编者注

[3]　请参阅《温切斯特大教堂档案》，第 2 部，文档 80。第 1 部文档 120 乃是"温切斯特主教递交的诉状，诉讼对象是市长等人，内容涉及教堂墓地的边界与范围。那块墓地本来是海德修道院的土地资产，名为'圣彼得墓地'"。爱德华三世 23 年，1349 年。——作者注

汉普郡 1348—1349 年神职补缺情况									
1348 年	1349 年								
12 月	1 月	2 月	3 月	4 月	5 月	6 月	7 月	8 月	9 月
7	12	19	33	46	29	24	18	11	12

萨里郡的疫情高发期是 1349 年 3—5 月。相较于疫情出现前一年的月均任命数量，5 月的数量翻了一倍。

萨里郡 1349 年 1—9 月神职补缺的数量								
1 月	2 月	3 月	4 月	5 月	6 月	7 月	8 月	9 月
5	8	12	12	23	6	7	2	5

某些地方的情况比别处更为糟糕，譬如位于汉普郡北部地区的贝辛斯托克监理辖区。有些月份空缺的神职比其他月份更多，尤其是 3 月份。汉普郡西部地区从 2 月开始就出现了空缺现象，但 3 月的情况最为严重。2 月 2 日，地处威尔特郡的艾维彻奇小修道院失去了院长，剩下的人也陆续病亡，最后只剩下了一位幸存者。这个修道院建在汉普郡边界附近。新的神职人员于 2 月 7 日去到了那里。然而，在短短两天之后，南安普敦郡暴发了瘟疫。位于郡内南部沿海一带的朴茨茅斯与海灵分别在 3 月与 4 月遭遇了疫情高发期。3 月的时候，怀特岛及其南部丘陵地带，以及沿海村庄的神职出现了很多空缺。受威廉·伊登顿主教的委任，新的堂区代理主持在 1349 年 1 月 14 日赴任。对此，主教表示："我们不能弃教堂于不顾，要尽力满足大家的需求，特别是在眼下，瘟疫还在蔓延。"[1]

---

[1] 请参阅《伊登顿主教登记簿》，第 1 卷，文档 38。——作者注

从威廉·伊登顿主教主持任命仪式的数量来看，温切斯特教区因疫情而蒙受了巨大的损失。在 1349 年与 1350 年这两年中，即便不是四季斋期，他也公开主持了 6 次任命仪式，以及私下主持了无数次此类仪式。1349 年 3 月 5 日，有候选人直接晋升为神父；另有候选人在同一天被提拔了两次。就任命仪式的数量而言，1347 年的 3 月是 57 次，而 1349 年的 3 月却是 158 次。

温切斯特教区 1347—1349 年任命人数 [1]					
年月	侍祭	副执事	执事	神父	总计
1347 年 3 月	8	17	14	18	57
1348 年 3 月	9	22	22	22	75
1349 年 3 月	48	62	25	23	158

在城市中，托钵修士一般都生活在人口稠密的地区，所以因病去世者更多。在汉普郡，死亡的托钵修士多得令人震惊。我们可以从得到升职机会的神职人员情况中了解到这一点。温切斯特的奥斯丁会修道院在 1346 年 9 月至 1348 年 6 月期间一共更换了 4 任神父，此后至 1358 年则更换了两任。温切斯特郡与南安普敦郡都有方济各会的修道院，在 1347 年至 1348 年期间，两地共计 3 人受到任命，此后至威廉·伊登顿主教离世，也就是 1359 年，受到任命的为两人。温切斯特的多明我会也是这种情况，在疫情结束后的 10 年里，只有一人升任神父。

弗朗西斯·约瑟夫·贝金特曾用了许多年来研究温切斯特教区主教

---

[1] 表格显示的任命人数来自约翰·查尔斯·考克斯所著的《维多利亚地方史·汉普郡郡志》中的教会史部分（第 1 卷，第 34 页）——作者注

登记簿等资料，在谈到这场大瘟疫的后果时，他说道："对于温切斯特教区各个修道院的具体情况，我们不得而知……不过在萨里郡桑当的医院里，可以说无人生还。至于这个教区剩下的修道院，[1] 至少有 28 位修道院院长因瘟疫去世。"

萨塞克斯郡位于汉普郡附近，由于主教登记簿早已遗失，因此我们不清楚该地修士的死亡情况。不过，毫无疑问，当地的受灾程度和那些有资料可循的地方并无二致。

瘟疫在 1349 年继续疯狂地蔓延着。这年，身为温奇尔西堂区神父的约翰·德·斯卡利从爱德华三世那里得到了一间宅子。那个宅子以前的主人是玛蒂尔达·吕科丁，她去世了，却身后无人。"为了表达对圣托马斯的虔诚之心"，爱德华三世把这间宅子送给了堂区神父作为教堂，同时堂区神父拥有永久居住权。[2] 温奇尔西的情况十分糟糕，有很多实例可以证明。1349 年，"当地的无主房产达到了 94 处"。[3] 据爱德华三世执政时期的市政官称，温奇尔西和拉伊这两座小镇每年应缴税费 11 英镑 17 先令 5 便士，然而在 1354 年，政府只收到了 8 英镑 1 先令，"很多房屋人去楼空，破败不堪"。[4]

另外，身为博克斯格罗大修道院院长的约翰·德·韦林死于 1349 年 5 月 20 日之前。因为在 5 月 20 日这天，修士们选出了新院长。我们在

---

[1] 温切斯特教区下辖两个郡。——作者注

[2] 请参阅档案局所存的《令状卷轴（原本）》，爱德华三世 23 年，文档 37。——作者注

[3] 请参阅《财政署收支卷档》，爱德华三世 23 年，文档 23。——作者注

[4] 请参阅档案局所存的《财政大臣债务征收官备忘录》，爱德华三世 28 年。——作者注

伊利教区的主教登记簿中看到了这样的记录：剑桥郡瓦登堂区于 1349 年 7 月 25 日迎来了新任堂区代理主持。此外，在刘易斯修道院里，第四副院长受推荐成为带俸神职人员。据资料显示，第四副院长得到推荐的原因是："院长、副院长和第三副院长都已经不在人世了"。[1] 最后还需要了解的是，在疫情结束后的那一两年里，巴特尔修道院一直未能恢复如初，"损失惨重"。[2] 对此，爱德华三世派人做了调查。

[1] 请参阅大英博物馆所藏的《科尔手稿》，第 5824 号，第 78 页。——作者注

[2] 请参阅《公函卷轴》，爱德华三世 27 年，第 1 部分，文档 4。——作者注

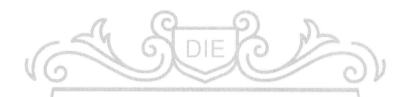

第七章

牛津等地：忏悔者与聆听者

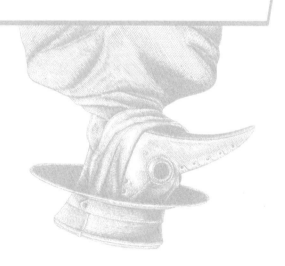

　　我们在前两章里探讨了英格兰南部地区在 1349 年时的情况。在这一章里，我们将谈一谈格洛斯特、牛津郡，以及英格兰中部地区的情况。我们首先将看到的是英格兰人加尔弗里德·勒贝克笔下编年史中的相关记载。

　　对于这场大瘟疫，我们会看到很多雷同的记录。无论是在各个国家，还是在一国之内，毫无联系的作者所做的记录大同小异，如出一辙。正因为这些记录看起来没有什么区别，所以我们相信它们都是真实的。这些资料如果是分而读之多少会令人觉得有些粗陋，而且太过夸张。加尔弗里德·勒贝克告诉我们，由于布里斯托尔暴发了瘟疫，因此布里斯托尔人被禁止进入格洛斯特。在格洛斯特人看来，带着死亡气息的布里斯托尔人一说话就会把病菌传给自己。然而现实很残酷，包括格洛斯特、牛津、伦敦在内，英格兰上上下下都笼罩在瘟疫的阴影中，最终只有 1/15 的人活了下来。墓地被填满了，尸体被抬进新墓地。在伦敦附近，伦敦主教购置了一小片土地，并称之为"无人之境"；瓦尔特·德·曼尼爵士新购的土地则被称为"新教徒墓地"（他还在当地建造了一间修道院）。这两块土地成为逝者的安息之处。因为瘟疫肆虐，王座法庭也好，民事高等法院也罢，都停下了审理工作。包括约翰·蒙哥马利爵士、加来上尉、加来的克里斯特尔勋爵[1]在内的部分贵族也染病身亡,长眠于伦敦的加尔默罗会圣玛丽修道院。无数民众与教会中人因病去世。瘟疫似乎更"偏爱"身康体健的壮年之人,而身体欠佳的老者却获得了活下来的机会。所有人都不敢接触患者,尚未染病的人纷纷逃走。没有人敢触碰病亡者的财物,因为摸一下就有可能被瘟疫盯上。患者身上的许多地方都长出了肿块,苦不堪言。那些肿块很干很硬,切开之后看不到任何液体。在切除了肿块之后,这类患者有可能好起来,虽然还得经历一段时间的病痛折磨。部分患者会周身长满又黑又小的脓包,活下去的概率很小,几乎为零。

"瘟疫在 1348 年圣母蒙召升天节[2]攻破布里斯托尔,在圣米迦勒节攻破了伦敦。在此后一年多的时间里,英格兰受到了无尽的折磨。无数乡村荒无人烟。瘟疫在 1349 年蔓延至威尔士,致其满目疮痍。英格兰各处均沦为蛮荒之地。随后,瘟疫席卷了爱尔兰,导致那里的英格兰人相继病亡,不过爱尔兰人却因为生活在高原地区而暂时逃过一劫。然而,瘟疫在 1357 年悄然袭击了爱尔兰人,他们毫无防备,无处可逃。"[3]

加尔弗里德·勒贝克对威尔士、爱尔兰两国[4]的疫情进行了概述。与威尔士疫情有关的线索寥寥无几,尽管如此,通过分析少量信息,我们认为加尔弗里德·勒贝克的描述并没有夸大其词:因为瘟疫的到来,威尔士"毁于一旦"。爱德华三世在 1350 年 4 月收到了托马斯·德·克

---

[1] 加尔弗里德·勒贝克在其编年史第 92 页中记录了法兰西在加来被英格兰人击败后的疫情情况。在作者看来,瘟疫肆虐是英法两国休战的原因。——作者注

[2] 圣母蒙召升天节为每年的 8 月 15 日。——编者注

[3] 请参阅爱德华·蒙德·汤普森爵士编纂的《加尔弗里德·勒贝克编年史》,第 98—99 页。——作者注

[4] 在那个时候,威尔士、爱尔兰还没有和英格兰合并。——编者注

洛普顿的申请：本应上缴租金 340 英镑，希望减少 140 英镑。当时的情况是这样的，由于彭布罗克伯爵劳伦斯·德·黑斯廷斯的财产继承者还是个孩子，所以托马斯·德·克洛普顿就租种了其财产中的一部分土地。这些土地大部分地处彭布罗克郡境内，可是"近来瘟疫肆虐，这些地的价值骤降"，所以托马斯·德·克洛普顿希望国王能网开一面，将租金减少一些。经调查，事实的确如此，于是，爱德华三世不仅免去托马斯·德·克洛普顿所欠下的 60 英镑租金，还减少了 40 英镑年租金。[1] 威尔士下辖 4 个教区，不过我们尚未发现其带俸神职的任命记录。据推测，疫情期间，威尔士公国[2] 大概失去了半数带俸神职人员。在威尔士，带俸神职人员有 788 人，而其中病亡者接近 400 人。

我们不太清楚威尔士各个修道院在疫情期间的具体情况。作为他国创办的修道院，阿伯加文尼修道院在此期间得到了爱德华三世的特赦，不用再向财政署上缴租金，究其原因，该修道院院长表示，修道院的土地已经无法产生任何收益了。[3] 有人指出，与别处的修道院一样，那里的几座大型修道院在灾难过去 27 年后依然未能恢复如前。例如，在 1377 年的时候，卡马森的西多会惠特兰修道院里除院长外只有 6 位修士；卡马森的奥古斯丁会修道院只有 6 位神职人员，其中包括院长；塔利的普雷蒙特雷修道院除院长外只有修士 5 人；多塞特郡舍伯恩大修道院附属基德韦利小修道院仅剩下 1 位院长。[4]

---

[1]　请参阅档案局所存的《令状卷轴（原本）》，爱德华三世 24 年，文档 8。——作者注

[2]　1216 年，威尔士公国成立；1536 年，威尔士与英格兰合并。——编者注

[3]　请参阅档案局所存的《密函卷轴》，爱德华三世 25 年，文档 9。——作者注

[4]　请参阅档案局所存的《神职人员补助档案》，爱德华三世 51 年。——作者注

谈到爱尔兰的情况，不妨先来看看方济各会修士约翰·克莱因的记录。约翰·克莱因生活在基尔肯尼，是方济各会中的一位修士，后来死于瘟疫。他记录道："今年（也就是 1349 年），[1] 主要是 9 月、10 月份，许多主教、高级教士、神父、修士、修女、贵族、百姓从爱尔兰各地聚集到一起，一同前往萨莫里恩吉斯朝圣。一大群人在路上走了很多天。一部分人是虔诚的教徒，另一部分——准确地说，大多数人——因为害怕瘟疫而踏上了朝圣之路。位于都柏林一带的霍斯[2]，以及德罗赫达是最早出现瘟疫的地方。都柏林也好，德罗赫达也罢，都失去了很多居民，毁于一旦。就都柏林而言，1349 年 8 月初至圣诞节期间的死亡人数为 1 万 4 千人。"

约翰·克莱因继而分析了瘟疫的来源，并描述了阿维尼翁的疫情。他写道："从来没有死过这么多人。在历时相同的情况下，不管是其他瘟疫，还是饥荒，抑或是别的什么致命原因，都从未出现过如此惊人的死亡数据。瘟疫就像地震一样摧毁了乡村、城镇、城堡，掠夺着人们的生命，只留下屈指可数的幸存者。这种疾病极具传染性，哪怕只是摸一下患者的身体，或者尸体，就会很快被死神带走。忏悔者与聆听者一同下葬。由于害怕生病，人们变得冷漠，具体来说，人们拒绝探望患者，拒绝安葬逝者。很多患者的腹股沟或腋窝处长出了肿块或脓包，最后不治身亡；一部分人的头部出现了病变，成了疯子，难以苟活；还有些人则咯血而死。

"今年出了很多奇怪的事。虽然瘟疫很凶猛，死了很多人，可土质

---

[1] 作者含蓄地表示了：爱尔兰在 1348 年暴发了瘟疫。不过，实际情况或许并非如此，爱尔兰应该是在 1349 年暴发瘟疫的，毕竟都柏林大主教亚历山大·德比克纳死于 1349 年 7 月 14 日，而米斯教区主教也在同一个月离世。请参阅皮乌斯·博尼费修斯·加姆斯所著的《天主教会主教名录》，第 219 页。——作者注

[2] 霍斯位于多基附近。——作者注

却变好了，庄稼都丰收了。在 1348 年圣诞节就要来临之前，德罗赫达的方济各会修道院失去了 25 位修士；都柏林的方济各会修道院失去了 23 位修士。

"基尔肯尼在大斋节前后暴发了瘟疫。自 1348 年圣诞节开始，直至 1349 年 3 月 6 日，方济各会先后失去了 8 位修士。家里如果有人病故，其他人必定会染病身亡，通常都是父母子女一起赴死。

"我是约翰·克莱因，生活在基尔肯尼，是方济各会修道院里的一位修士。我把这些重要的事记录于此。这些虽然不是我的亲身经历，但它们出自可信者之口。无数人被瘟疫纠缠着，世界仿若坠入黑暗，为了让历史记住、让后世看到那些高尚的行为，我一面在此地等死，一面记录下了我所知道的毫无疑义的事。抄写员死了，文字还在；作者死了，作品还在。又一张羊皮摆在面前，我不会停止书写。如果有人能活下去，如果有亚当的后代能逃过此劫，希望你们替我写完后面的故事。"[1]

《公函卷轴》的部分内容足以证明方济各会修士约翰·克莱因说的都是真话。爱德华三世在 1350 年 7 月收到科克郡市政官等人的请求，他们表示，"一来瘟疫肆虐，二来爱尔兰遭遇外敌，土地被毁、房屋被拆、财产被抢，缴纳不起 80 马克的税金。"[2] 都柏林人也递交了请愿书，除了希望得到 1000 夸脱的赈粮外，还表示："因为暴发了瘟疫，并出现了其他很多不幸事件，当地包括商人在内的居民们不堪重负。"[3] 爱德华三

---

[1] 请参阅约翰·克莱因所著的《爱尔兰编年史》，爱尔兰考古学会编，1849 年版。——作者注

[2] 请参阅《公函卷轴》，爱德华三世 25 年，第 2 部分，文档 19。——作者注

[3] 请参阅《公函卷轴》，爱德华三世 26 年，第 1 部分，文档 2。——作者注

世还收到了爱尔兰皇家庄园里的佃农们的申请，他们希望得到特别保护，并指出："最近一段时间以来，爱尔兰受困于瘟疫，包括食品在内，物价上涨严重，以至于入不敷出，贫困潦倒。"[1]

在了解了威尔士与爱尔兰的情况后，我们将继续关注英格兰。伍斯特郡的疫情在 1349 年的夏天进入了高发期。从神职补缺情况来看，138 个堂区中的 67 个有神职人员上任，主要是带俸神职；还有一部分神职换了好几任人员。这说明当地有半数左右的带俸神职在疫情期间出现了空缺。7 月时，神职补缺数量最多。从 5—11 月的数据来看，出于某些原因，这几个月也出现了空缺的神职。这一年的 1—4 月，再加上 12 月，载于史册的任命次数为 6 次。其中有些地区的神职出现了反复空缺，例如，大莫尔文在 7 月 10 日与 8 月 21 日均有神父就职；毗邻伍斯特的波伊克在 5 月 15 日与 7 月 10 日都出现了神职空缺。

伍斯特郡 1349 年 5—11 月神职补缺情况						
5 月	6 月	7 月	8 月	9 月	10 月	11 月
5	9	23	11	3	5	8

伍尔斯坦·德·布劳恩斯福特主教在 1349 年 4 月中旬就已经洞察到，伍斯特将遭遇无法合理处置尸体的问题，并为此做了准备。8 月 6 日，垂垂老矣、身体虚弱的伍尔斯坦·德·布劳恩斯福特主教离世。他曾于 4 月 18 日在哈特尔伯里致信伍斯特大教堂的同僚："最近，伍斯特大教堂墓地不够用了（我们这辈子从未见过这么多的尸体），实在惨不忍睹，

---

[1] 请参阅档案局所存的《财政大臣债务征收官备忘录》，爱德华三世 27 年，希拉里节财季，文档 7。——作者注

让人悲痛欲绝。我们思前想后、焦躁不安。我们很清楚，眼下的情况很不寻常，危机重重。随着尸体的腐坏，人们或将身陷险境。因此，为了帮助在教堂里主持葬礼、信奉上帝及圣母玛利亚的教友，为了帮助伍斯特人及其他居民，为了帮助前来伍斯特避难的人，我们会在上帝允许的情况下竭尽所能地解决问题。经过认真考虑，我们为圣奥斯瓦尔德医护所墓地祝圣，以作为伍斯特大教堂墓地的补充。"他在最后要求教堂管理者看清现状，"在尸满为患的情况下，圣奥斯瓦尔德墓地的安葬事宜必须谨慎为之。"[1]

这个墓地曾出现在约翰·利兰的游记里："北边有一大片空旷地带，而且没有大门。"约翰·利兰还写道，那里的圣奥斯瓦尔德附属教堂后来改为养老院。"许久之后，养老院又改为了独立教堂，即圣奥斯瓦尔德教堂。在大瘟疫暴发之后，那里成了埋葬尸体的地方，俨然是伍斯特的公墓。"[2]

土地收还官所记录的账目为我们提供了了解伍斯特郡乡村地区情况的机会。身为土地收还官，利奥·德·佩尔顿的一项职责就是在伍斯特主教去世至新主教入职，也就是 8 月至 11 月底期间暂时管理主教资产。在利奥·德·佩尔顿的报告中，我们看到了令人唏嘘的乡村景象。即便一掷千金，也找不到佃农，磨坊里空无一人，铁匠铺里冷冷清清，鸽子棚无人打理，里面一只鸽子都没有。无论身在何处，幸存者们无不抛弃

---

[1] 请参阅特雷德韦·罗素·纳什所著的《伍斯特郡郡史资料汇编》，第 1 卷，第 226 页。——作者注

[2] 请参阅格林所著的《伍斯特郡》，第 144 页。作者讨论了以保证公众安全为前提，由主教提出的，帮助伍斯特城挣脱"重罪"的一系列措施。圣奥尔本、圣海伦、圣斯威森、圣马丁、圣尼古拉、万圣等堂区在教堂墓地被填满，在尸体得不到掩埋的情况下，经批准得以共用圣奥斯瓦尔德墓地。就这样，圣奥斯瓦尔德墓地成为无数人的长眠之地。在那个时候，只需瞥上一眼，就会感慨万分。——作者注

了所租种的土地。农作物长势喜人却得不到收割，就算被收割了也卖不出去。

据主教称，那些不动产在往年可以创造 140 英镑的收益，然而这年只有 84 英镑，而且还收不上来。1349 年的秋季，根本就没有人耕种田地。"很少有佃农愿意租地耕种了。平时，都是佃农在干活。佃农们死于瘟疫，自然就没有人缴纳租金。所以，教区内各个庄园没有拿到，也不可能拿到应得的租金。"

土地收还官上呈了一份报告，而爱德华三世则下达了一份谕旨[1]。谕旨指出，土地收还官收取的租金未能达到国王所制定的征收额度，这让国王很不满。为了调查这件事，国王专门设立了两个委员会及一个陪审团。土地收还官向委员会和陪审团递交了一份佃农名单，表明佃农们只缴纳了很少的费用或物资。最后，陪审团裁定，土地收还官所说并无虚假。我们在相关调查的细微之处看到了一些重要信息。例如，哈特尔伯里庄园中的长期佃农原本多达 38 人，因为各自租种了 1 威尔格[2]土地，因而又被叫作"威尔格"；此外，庄园还拥有 4 名"茅舍农"，以及 34 名其他性质的佃农。他们在庄园里要服一定的劳役，劳役收入折价 106 先令 11.5 便士，其中包括庄园金，也就是租税。"在租税日到来前，佃农们全都病死了"，以至于庄园一分钱也没收到。陪审团得出的结论是，这座庄园只收到 4 名佃农所缴纳的 2 先令 10 便士租税。[3]

---

[1] 谕旨颁布于 1352 年 10 月 26 日。——作者注

[2] 土地丈量单位，1 威尔格在 15~30 英亩之间。——编者注

[3] 请参阅档案局所存的《财政大臣债务征收官备忘录》，爱德华三世 26 年。——作者注

困境持续了很长一段时间，因为我们看到这位土地收还官在 1354 年还提出了减免租税的要求，总额为 57 英镑 15 先令 5.25 便士，所涉及的庄园依然是哈特尔伯里庄园。当时，因为工作调动，主教前往另一教区履职，于是租税就需要重新进行统计，然而土地收还官没能收取到足额的租税，只能提出减免请求。对于收取租税这件事，他表示："这些租税是收不上来的，毕竟幸存的长期佃农都开始另谋生路，疫情结束后，他们不再只以租地耕作为生了。"[1]

毗邻伍斯特郡的沃威克郡也是如此。沃威克郡同格洛斯特郡、伍斯特郡一样，都属于伍斯特教区管辖。威廉·达格代尔在《沃威克郡志》中写道，在 1349 年 4 月之前，以及 10 月之后，沃威克郡至少出现过 7 次神职空缺的情况。到了 1349 年的夏天，当地疫情日趋严峻，尤其是在 6 月、7 月，空缺的神职数量特别多。

沃威克郡在 1349 年 4—10 月期间的神职补缺情况						
4 月	5 月	6 月	7 月	8 月	9 月	10 月
4	13	17	20	15	7	10

部分神职频繁出现空缺。例如，迪奇福特男修道院在 1349 年 7 月 19 日与 8 月 22 日先后迎来了两任神父。凯尼尔沃思在 5 月至 8 月期间换了 3 位神职人员。考文垂市长乔丹·舍佩于 5 月 10 日离世，他曾建造乔丹井。[2] 7 月，考文垂先是失去了执事长，后又失去了圣三一教堂的神父。

---

[1] 请参阅档案局所存的《财政大臣债务征收官备忘录》，爱德华三世 28 年，米迦勒节财季，文档 19。——作者注

[2] 请参阅由威廉·达格代尔撰写，威廉·托马斯编辑的《沃威克郡志》，第 147 页。——作者注

约翰·德·邓斯塔布尔 8 月受命前往圣三一教堂就任，此前他是考文垂大教堂附属小修道院的院长。然而没过多久，圣三一教堂的神职又出现了空缺。波尔斯沃思女修道院在失去利蒂西娅·德·赫克斯特尔院长后，于 10 月 13 日迎来了新院长。

当时，牛津郡属于林肯教区管辖。除去各学院中的神职，牛津郡约有神职 220 个。据我们测算，当地带俸神职人员死了 110 人左右。牛津郡暴发瘟疫的时间和相邻各地大致相同，这就意味着，1349 年春、夏两季是其疫情高发期。1349 年 5 月 20 日，爱德华三世为哥斯托女修道院任命了新院长，毫无疑问，老院长死于这个时间之前。同期离世的还有牛津圣弗丽德丝维德小修道院的院长，我们看到尼古拉·德·亨格福德在 6 月 1 日出任该修道院院长，并接管了院内的不动产。

因为生活在牛津的学生相对较多，所以这里死于瘟疫的学生也相对较多。安东尼·伍德记录了当地疫情："牛津面临着前所未有的严峻形势。在乡村里，人们抛下房子四散逃去，不管自己是不是已经得病。没有离开的人基本上都丢了性命。听说教堂墓地每天都要接收至少 16 具尸体，不难看出当时的情况有多糟。"[1] 在瘟疫到来前，声名显赫的阿马大主教理查德·菲茨拉尔夫曾经出任过牛津大学的校长。据他称，他在职的时候，牛津大学里的学生有 3 万人之多。[2] 这一说法得到了托马斯·加斯科因的证实。托马斯·加斯科因是《神学辞典》的作者，在论及亨利六世时代时，

---

[1] 请参阅由安东尼·伍德撰写、约翰·古奇编辑的《牛津大学的历史及古迹》，第 449 页。——作者注

[2] 请参阅大英博物馆所藏的《哈利手稿》，第 1900 号，文档 11b。特里维萨的约翰翻译了理查德·菲茨拉尔夫所写的《给教皇的报告》一文："我任校长期间，牛津大学有学生 3 万，而今只剩下不到 6 千。"——作者注

他曾说道："在大瘟疫登陆英格兰之前，这里少有诉讼，案件不多，全国的律师加起来也没多少。牛津一地，律师屈指可数，但学生却多达 3 万。这一数字来自牛津大学的校长登记表，我在牛津大学做校长的时候曾翻看过。"[1] 托马斯·加斯科因在 1357 年称，该校只剩下不到 1/3 的学生，由此可见，很多学生因染上瘟疫而死。

从 1347 年疫情出现以来，牛津市已经更换了 3 任市长。1347 年 4 月 21 日，市长理查德·德·塞尔伍德病逝，议员们很快选出了新市长：理查德·德·卡里。然而，理查德·德·卡里还没来得及前往伦敦到爱德华三世面前宣誓就职便感染了瘟疫。受国王之命，奥斯尼大修道院院长以专员身份来到牛津，于 5 月 19 日为理查德·德·卡里主持了就职典礼，从而完成自己的任务。然而，伦敦在 6 月 16 日收到了牛津寄来的信函，得知理查德·德·卡里市长已经离世，以及约翰·德雷福特被推选为新任市长，而这封信件写于两天之前。[2]

与别处一样，牛津也开辟了新的墓坑。已经去世的索罗尔德·罗杰斯教授在描述疫情时写道："可以肯定的是，在牛津，病逝者被埋葬于新

---

[1] 请参阅由托马斯·加斯科因撰写，詹姆斯·埃德温·索罗尔德·罗杰斯编辑的《加斯科因神学辞典选》，第 202 页。詹姆斯·埃德温·索罗尔德·罗杰斯编写道："他们（学生们）自欧洲各地而来，数量庞大，令人震撼。就纳税情况而言，牛津郡位列全国第二，排在第一位的是各行各业都领先的诺福克郡。在一定程度上，牛津郡是英格兰经济最发达的地区之一。很多学生死于瘟疫。曾有人提出，在 14 世纪上半叶，牛津郡的人口规模十分庞大，现在我选择相信这一观点。"——作者注

[2] 请参阅档案局所存的《财政大臣债务征收官备忘录》，爱德华三世 23 年，米迦勒节财季。——作者注

学院[1]的花园里。这块地在刚被怀克姆的威廉[2]买下来的时候，看上去生活着不少人，然而瘟疫在 30 年前将它变成了不毛之地，毫无疑问，幸存者们把这里辟为了墓地。"

---

[1] 牛津大学众多学院之一。——编者注

[2] 怀克姆的威廉（1320—1404 年），温切斯特主教，牛津大学新学院及温切斯特学院的创始人。——编者注

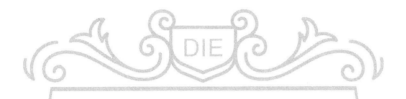

第八章

其他地区：神职危机

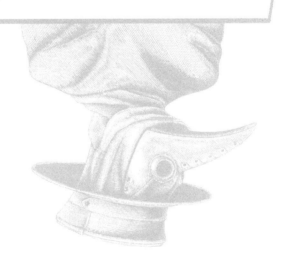

　　地处英格兰东部地区的诺威奇教区下辖诺福克郡与萨福克郡。对于诺威奇教区所遭遇的一切，奥古斯塔斯·杰索普博士做出了令人动容的描述。[1] 他对这一教区的主教登记簿，以及各个庄园的法庭档案进行了细致的研究。我们将在此简单地了解一下他的结论。对于英格兰东部地区而言，形势最严峻的时期是 1349 年的夏天，来自不同阶层的大量神职人员因病去世。在瘟疫暴发前的 5 年里，该教区平均每年会任命 77 位神职人员。到了 1349 年，有 800 位堂区的神父在数月里相继离世，有 83 个堂区两度出现神职空缺，有 10 个堂区接连任命了 3 次神父。年末，诺威奇教区失去了 2/3 的神职人员。

诺威奇教区在 1349 年 4—7 月间的神职补缺情况			
4 月	5 月	6 月	7 月
23	74	139	209

　　7 个女修道院中的 5 个在疫情期间失去了院长。至于男修道院，不少于 12 位院长因病去世，譬如霍姆的圣本笃修道院的院长。没有数据显示，

---

[1]　请参阅奥古斯塔斯·杰索普所著的《修士的到来》，第 166—261 页。——作者注

在这 19 座修道院里到底死了多少修士及修女。不过，不可否认的是，被瘟疫盯上的地方，一定会死亡无数。那些相对准确的数字可以证明这一点。不难想象，东盎格利亚诸修道院一定死了很多人。赫弗灵兰德小修道院与希克灵小修道院最后都只有 1 人幸存，而且后来也都没能重整旗鼓。圣玛丽学院原本拥有 7 位拿俸禄的神父，其中 5 人死于瘟疫。有消息称，圣玛丽女修道院无人幸存。奥古斯塔斯·杰索普博士给出的数据是，在这几个月里，诺威奇教区总共损失了 2000 位神职人员。

庄园法庭留下的档案与卷宗告诉我们，死亡人数多得惊人。奥古斯塔斯·杰索普博士记录了诸多实例，我们将在此引用其中一些。康纳德帕尔瓦庄园原有佃农 50 人左右，在 1349 年 3 月 31 日的档案里写着，两个月来死亡男性 3 人，女性 6 人。4 月的死亡人数为 15 人，其中有 7 人后继无人。在 11 月 3 日的档案里，我们看到有 36 人死亡，其中有 13 人没有留下任何亲人。在这座庄园里，陆续有 21 个家庭被瘟疫带走。9 月，当地的神父也因病去世。[1]

不妨再来看一个实例。在 1349 年 10 月 16 日之前的两个月里，亨斯坦顿庄园有男性 63 人，女性 15 人染病身亡，其中有 31 人尚有妻儿老小可继承遗产，剩下 9 人则无继承人。这个堂区规模不大，但其下辖的庄园却在 8 个月里死亡 172 人，其中有 74 人的财产没有男性继承人，而有 19 人则无以为继。[2]

我们在庄园法庭留下的资料中还看到了一个与斯内特顿庄园有关的实例。斯内特顿庄园位于诺福克郡中部地区。庄园法庭于 1349 年 7 月 25

---

[1] 请参阅奥古斯塔斯·杰索普所著的《修士的到来》，第 200 页。——作者注

[2] 请参阅奥古斯塔斯·杰索普所著的《修士的到来》，第 203 页。——作者注

日，也就是圣雅各伯宗徒纪念日那天开庭。这一次，人们给它取了个不讨好的绰号：瘟疫法庭。法庭公开表示，斯内特顿庄园中有 39 名佃农死亡，其中很多逝者没有留下继承人。法庭特别提到了当中的一个，那个佃农在庄园里租了房子和 10 英亩地，并承诺在堂区教堂举行圣餐礼前维持 3 盏长明灯。然而，他被瘟疫夺走了生命，而除了 16 岁的儿子之外，他的其他亲人也已不在人世。

位于东盎格利亚一带的大城市与乡村一样遭遇了严重的疫情，例如诺威奇、雅茅斯等。来自诺福克郡的历史学家们指出，在此之前，诺福克郡有 7 万人。[1] 显然，它的发达程度在英格兰位列前茅。当地共有堂区教堂 60 座，修道院 7 间；近郊的教堂也不少。通过分析该市市政厅所留下的一份记录，弗朗西斯·布洛姆菲尔德计算出了其疫情期间的死亡人数为57374 人。尽管这一数字受到很多人的质疑，不过人口锐减这件事是毫无争议的。截至 1368 年，当地的堂区数量减少了 10 个，另有 14 个堂区已形同虚设。正如一位现代作家所说："这些堂区退出了历史舞台，为我们留下了 20 座遗迹。"[2]

作为 14 世纪中叶的一个重要港口，雅茅斯一度繁荣至极。在瘟疫来袭的两年之前，爱德华三世曾对加来发起了围攻，彼时，伦敦方面支援了 25 艘舰船及 662 名船员，而雅茅斯据说支援了 43 艘舰船及 1950 名船

---

[1]　请参阅弗朗西斯·布洛姆菲尔德所著的《诺福克郡志》（对开版本），第 2 卷，第 681 页。——作者注

[2]　请参阅弗雷德里克·西博姆所著的《黑死病及其在英国的历史地位》，收录于《双周评论》1865 年 9 月 1 日刊。——作者注

员。[1] 我们在伍斯特的威廉所创作的游记中可以看到，作者对雅茅斯的评价很高，但最后却感慨道："那里死了 7000 人，在大瘟疫暴发的时候。"[2] 这一数字大概来自某教堂墓地。16 世纪初，雅茅斯的自由民向亨利七世递交了请愿书，说雅茅斯的荣光都被爱德华三世时期的大瘟疫带走了。请愿书写道，在爱德华三世执政的第 31 年——或许弄错了具体年份，教堂墓地先后安葬了 7052 人。"由于房屋大多人去楼空，因此这座城市看起来既冷清又破旧，日趋腐朽，而今已沦为空地，或者公园。"

不可否认，如今看来，雅茅斯教堂不算小，然而在 1349 年大瘟疫来袭之前，在人口稠密的情况下 [3]，这座教堂还是比较小的。在那个时候，人们原本打算对教堂中殿进行大规模的扩建，可是瘟疫没有给他们留下任何机会，计划被搁置。究其原因，瘟疫导致人口大幅度减少，从而阻碍了扩建工作的实施。实际上，这样的例子还有很多，例如诺福克、萨福克等地的大教堂。不言而喻，在那些规模宏大的教堂背后，是数不清的需要服务的民众。

再来看另一个实例。曾几何时，因为爱德华三世的恩赐，伊利修道院得以坐拥邓尼奇镇的税收所得。然而，到了 1351 年，邓尼奇镇民众向国王递交了请愿书，提出减免税费的请求，理由是他们实在拿不出这些钱了。考虑到自己"和邓尼奇镇居民的关系"，爱德华三世表示："那

---

[1] 请参阅由托马斯·富勒撰写，约翰·尼古拉编辑的《英格兰名人传》，第 2 卷，第 132 页。——作者注

[2] 请参阅由伍斯特的威廉撰写，詹姆斯·内史密斯编辑的《伍斯特的威廉游记》，第 344 页。——作者注

[3] 在西博姆教授看来，在 1349 年之前，雅茅斯的人口在 1 万人左右。这一数字似乎有点少，毕竟当地拥有 220 艘船只。——作者注

里的人们一直靠打渔为生，可如今这座小镇的经济情况每况愈下。一是因为致命的疾病毫不留情；二是因为法兰西人从未放弃过抓捕、迫害这些居民。"[1]

剑桥郡位于诺福克郡与萨福克郡边上，是伊利教区的组成部分之一。疫情出现的时候，身为伊利教区主教的托马斯·德·莱尔身在外地。托马斯·德·莱尔主教 1348 年 5 月 19 日致信教区教士，并随信附上了教皇宫室官[2]——阿尔勒大主教斯蒂芬的信函。这封信函在前文已出现过。这是一封特赦信：人们被允许自主选择忏悔的对象，"鉴于眼下瘟疫席卷了全世界，瘟疫随时随地致人死亡，被它夺走性命的人实在太多了"。[3]因为身在外地，托马斯·德·莱尔对教区管理工作进行了安排。不过，1349 年 4 月 9 日，他又从罗马写来了信，根据疫情期间的实际情况做了新的安排。"瘟疫疯狂地席卷着教区"，他"唯恐当前的司教总代理们接连死于瘟疫"，于是新增了一批司教总代理。"考虑到人一旦多起来就容易出现分歧，因此他把推荐补缺人员的工作交给巴恩韦尔小修道院的院长约翰。如果约翰出了意外，或者不愿担负此重任，那么就由法学博士瓦尔特·德·佩克汉姆来接手。"托马斯·德·莱尔在信中还提到了另外 6 个人。这种提前安排意味着，托马斯·德·莱尔认为无论是什么人想逃过一劫都很困难。司教总代理们的工作被允许有交集，毕竟"一旦有司教总代

---

[1]　请参阅档案局所存的《密函卷轴》，爱德华三世 26 年，文档 5d。在第二年，这一言论又在不同场合两度出现。——作者注

[2]　教皇宫室官是一种荣誉性官职，通常只授予大贵族成员，主要工作是在庆典活动上服侍教皇，每年的工作时间不少于一个星期。——编者注

[3]　请参阅大英博物馆所藏的《科尔手稿》，第 5824 号，文档 73，莱尔主教登记簿。——作者注

理病亡，教务工作就会停摆。在严重的疫情下，这种情况很可能会出现"，随后相关方面会特别委任 3 位司教总代理，但在此之前，其他司教总代理需要继续行使职权。[1]

托马斯·德·莱尔的未雨绸缪并不是没有道理的。自 1349 年 4 月以来，神职空缺得越来越多。据主教登记簿显示，在此前的 3 年中，神职只出现过 9 次空缺；在 1348 年，只出现过 7 次。到了 1349 年，在疫情的影响下，伊利教区的代理主教职位空缺了 97 个，且在 7 个月内任命了 25 位神职人员。在瘟疫刚刚暴发的时候，巴恩韦尔小修道院的院长就不治身亡了。那时候，他或许还不知道托马斯·德·莱尔进行了提前任命——在神职出现空缺的时候，由他担任司教总代理。

伊利教区在 1349 年 4—10 月期间的神职补缺情况						
4 月	5 月	6 月	7 月	8 月	9 月	10 月
6	8	19	25	13	6	7

（注：当时该教区拥有 142 个神职）

伊利教区大教堂附属小修道院在 1349 年 6 月暴发了瘟疫。受命于主教，身为教区法务副主教及主教代表的约翰·德科在 6 月 23 日为这间小修道院推荐了一位副院长，而后又在 7 月 2 日推荐了一位负责管理与财务的人员。7 月 9 日，"伊利修道院的圣物保管员菲利普·达易灵，以及刚入职的管理员双双病亡。约翰·德科又任命了两位新的神职人员。新任圣

---

[1] 请参阅大英博物馆所藏的《科尔手稿》，第 5824 号，文档 76。——作者注

物保管员名叫亚当·德·林斯泰德，新任管理员是圣艾夫斯的约翰。"[1]
此外，附属于伊利教区大教堂的两个小教堂也有神职人员病逝，其中"格
林附属小教堂"在两个月里出现了两次神职空缺。

　　神职空缺情况为我们提供了参考：伊利教区有很多教士死于瘟疫。
在减去此前的年均空缺数后不难发现，瘟疫带走了 89 位拿俸禄的教士，
这一数字具有一定的可信性。值此期间，拿俸禄者与不拿俸禄者的比例和
理查二世执政第二年的比例十分接近。我们在理查二世时期的神职人员俸
禄发放档案中看到，彼时拿俸禄者有 140 位，不拿俸禄者有 508 位，这
些神职人员分布于当时的各个教堂与修道院。不可否认的是，在伊利教区，
死于瘟疫的不拿俸禄者最少也有 350 位。[2]

　　剑桥大学城也出现了疫情。1349 年 5 月 24 日，圣墓教堂彻底失去了
生命的气息。圣约翰医院院长死于 4 月末，而后由罗伯特·德·斯普劳斯
顿补缺。没过多久，罗伯特·德·斯普劳斯顿也因病去世。5 月 24 日，
罗杰·德·布鲁姆出任新院长。然而，罗杰·德·布鲁姆也很快就去世了，
院长又换了人。

　　剑桥或许也开辟了新的公墓。已经去世的索罗尔德·罗杰斯教授记
录道："数年之前，我曾在剑桥为新神学院奠基。放眼望去，尸骨遍地，

---

　　[1]　请参阅大英博物馆所藏的《科尔手稿》，第 5824、5225 号，文档 76。据悉，该教
区在 1349 年 6 月 16 日失去了另一位圣物保管员，即威斯比奇的约翰，他死于"修建圣玛丽
小教堂的那段时间"。（请参阅大卫·詹姆斯·斯图尔特所著的《伊利大教堂建造史》第
138 页，以及《英格兰大主教及主教传》第 1 卷，第 652 页）——作者注

　　[2]　请参阅詹姆斯·本瑟姆所著的《伊利教区修道院和教堂的历史及遗迹》，第 1 卷，
第 161 页。在那一页上可以看到这样一个注释：莱尔主教登记簿，文档 17—21。通过记录
与整理，我发现该教区当时约有 145 位神职人员，而 1349 年任命的达到了 92 位。——作
者注

东一个西一个，一片混乱。我猜想，这里曾是瘟疫时期的公墓。"[1]

我们在主教登记簿里找到了一份特别存档，并从中了解到，在疫情期间，某些堂区的情况糟糕至极。据这份资料显示，主教曾建议合并剑桥下辖的两个堂区。这一建议得到了伊利教区各修道院院长的支持。那两个堂区是位于城堡一带的圣吉尔斯教堂堂区与万圣教堂堂区。生活在万圣教堂堂区内的人大多都染病身亡了，幸存者也都逃到了别的堂区。圣吉尔斯教堂堂区内的居民也所剩无几，而且教堂中殿也已摇摇欲坠，"尸体被随意丢弃在户外，成了野兽们的食粮"。在这种情况下，主教打算将它们合二为一。上述二区内各修道院的院长都没有提出反对意见。由此可见，剑桥大学城受到了瘟疫的严重影响。[2]

关于剑桥郡的疫情，还有另一个极具代表性的现象。来看看某个庄园在 1349 年时的收入与支出情况。该庄园只收到很少一部分租金，当然，这并不奇怪。这座庄园拥有地皮 50 块，以及村落 22 个。租地者除了要缴纳租金外，还需要替庄园主干活。截至当年复活节，已有 13 块地被废弃；五旬节前后，又有 30 块地被废弃。[3]

随着信众一个个死去，堂区教士们的生活变得愈发艰难。副主教在 1349 年 9 月 20 日给约翰·利诺特——他是万圣教堂[4]的神父，也是剑桥陪审团的成员之一——写了一封信称："你曾多次提到，万圣教堂的主要收入来源是堂区信众，而尽人皆知今年的大瘟疫导致无数信众丧生，堂区

---

[1] 请参阅《600 年来的工作及报酬》，第 1 卷，第 223 页。——作者注

[2] 请参阅历史手稿委员会所发布的《第六次报告》，第 299 页。该报告发布于 1366 年 5 月 27 日，论述了 1361 年瘟疫的深远影响。——作者注

[3] 请参阅档案局所存的兰开斯特公爵领地司库账簿，第 288 捆，文档 471。——作者注

[4] 多年以后，有关方面正式宣布废弃该教堂。——作者注

信众已无力供养教堂了。如今，你们举步维艰，手足无措。这些事情我们都是知道的。我们也听到了你的恳求，希望这两年的弥撒金能划给教堂，以帮助教堂渡过难关。鉴于你在上帝的教堂里扮演着重要的角色，不便外出募捐，哪怕只是基本的衣食，因此，对于你的请求，我们表示同意。不过，我们的条件是，你们在征收到足以维持基本生活的租税之后，需要放弃年度弥撒的收入。"[1] 除此之外，剑桥梅恩大街圣约翰教堂的神父约翰·阿特·韦勒也提交了此项申请。

亨廷顿郡与剑桥郡相邻，占据了伦敦教区的一大半。该郡拥有95个带俸神职。在这一数字的基础上，我们可以分析出亨廷顿郡各类神职人员的死亡情况。

1349年6月10日，拉姆西修道院的院长离世。在以往，每当院长之职出现了空缺，爱德华三世就会借机大肆敛财，然而这一次，他并没有那么狠心，只要求修士们缴纳一小笔费用："受国内疫情影响，拉姆西修道院境况惨淡，鉴于此，特批准该修道院的院长及修士向国王缴纳的费用，可以比前次神职空缺期间所缴纳的费用略少一些。"[2]

与亨廷顿郡科尔德科特庄园有关的信息在《死后调查书》中也能看到。这座庄园原本属于肯特伯爵夫人玛格丽特。在1349年圣米迦勒节，玛格丽特去世了。此后，庄园中的很多房屋都空置，价格大跌。按照法律规定，这些房屋原本可以租到8英镑，而眼下租金降至50先令，不再具有任何

---

[1]　请参阅大英博物馆所藏的《科尔手稿》，第5824号，文档81。——作者注

[2]　请参阅档案局所存的《令状卷轴（原本）》，爱德华三世23年，文档6。在司库账簿里记录有拉姆西庄园的相关情况："疫情下，很多长期佃农都把土地还给了庄园主。"在另一个庄园，出于相同的原因，有"22威尔格土地"被还给了庄园主。——作者注

价值。"在疫情影响下，租金下跌"，一块地皮及其间磨坊的年租金原本是 2 英镑，而今已降至 6 先令 8 便士。最终，"由于没有足够的佃农"，该庄园只向法庭缴纳了 3 先令 4 便士的费用，而原来则需缴纳 13 先令 4 便士。[1]

北安普敦郡位于亨廷顿郡西面，现在我们来看看它的情况。约翰·布里奇斯[2] 在其著作《北安普敦郡史》里记录了当地神职空缺的数量。从中可知，北安普敦郡拥有 281 个带俸神职。在疫情期间，例如 1349 年，有 131 个神职出现了人事变动，其中有 15 个出现了 2 到 3 次变动。8 月是神职变动最多的月份，共计 36 次。通过分析可知，10 月是情况最为严峻的月份。仅 11 月 1 日这一天，就至少任命了两位神职人员。

北安普敦郡 1349 年 5—10 月期间的神职补缺情况					
5 月	6 月	7 月	8 月	9 月	10 月
8	15	25	36	10	7

（注：在 1349 年 5 月以前，以及 10 月以后，共计出现了 34 次补缺任命）

有消息称，拉夫菲尔德修道院里的人无一幸免，包括院长威廉·德·斯凯尔顿。随后，有关方面宣布该修道院入不敷出，难以为继。德拉波雷女修道院院长凯瑟琳·尼维特、沃思哈普女修道院院长埃玛·德·平奇贝克，以及奥古斯丁会的无数修女都死于瘟疫。受主教委派，阿格尼丝·鲍斯成为沃思哈普女修道院的新院长，但该修道院却始终未能走出困境。1354 年，

---

[1] 请参阅档案局文秘署所存的，土地收还官所记录的《死后调查书》，爱德华三世23年，文档88。——作者注

[2] 约翰·布里奇斯（1666—1724 年），英国学者，主要研究地方志。——编者注

在资助者托马斯·霍朗德的建议下，该修道院和距离斯塔福德不远的圣米迦勒女修道院合二为一。在许可令中，我们看到了这样一段话："最近瘟疫肆虐，沃思哈普女修道院入不敷出，修女们因生活窘困而纷纷离开，而今唯有一人坚守。因为经济问题，修道院进退维谷。"[1]

如前文所述，肯特伯爵夫人玛格丽特死于1349年，而后人们对其财产进行了调查。调查报告涉及了她在北安普敦郡的一座庄园。令人倍感落寞的是，无异于英格兰别处的庄园，这座庄园也被废弃了。原本能租到40先令的牧场，如今只能租到10先令；原本可以租到18先令的牧场，眼下只能收到5先令租金。原因就是"大瘟疫"。"出于同一个原因"，风力磨坊与水力磨坊的租金也从56先令减少到了6先令8便士。

斯塔福德的修道院遭受了重创。"出于同一个原因"，修道院只从18个长期佃农及5个自由佃农那里获得了1/3的年收益。13个佃农缴纳给修女们的租金从以往的19先令8便士减少到4先令。修女们以往每年还可以从佃农那里获得13磅胡椒粉，每磅可以卖到12便士，然而如今1磅也收不到了。庄园所缴纳的贡金也从此前的12先令减少至2先令。

在邻近布利斯沃思的某庄园里，两个原本可以租到65先令的磨坊如今只能租到20先令；2卡勒凯特[2]土地只能产生约15先令的收益，"原因是疫情严重，收益大打折扣"。[3]

---

[1]　请参阅档案局所存的《公函卷轴》，爱德华三世28年，第1部分，文档16。——作者注

[2]　英国原来使用的土地丈量单位及估税标准，1卡勒凯特约等于100英亩，具体情况视土质不同而略有出入。——编者注

[3]　请参阅档案局文秘署所存的《死后调查书》，爱德华三世23年，文档88。——作者注

规模较小的拉特兰郡位于北安普敦郡北面，其情况不言而喻。该郡属于伦敦教区，拥有带俸神职 57 个。据一份《死后调查书》称，在拉特兰郡，某座占地面积达 9 威尔格的庄园一份租金都未收到，"原因是所有佃农都死于 1349 年复活节之前。陪审团还提到，无论是农奴还是茅舍农，这一年都无事可做"。在另一座庄园里，一处带房子的园圃，租金从之前的 40 先令减少到了 20 先令；一片 240 英亩大的田地，租金减少了 50%；一片 180 英亩大的草场，原本每英亩可以租到 18 便士，眼下只能租到 10 便士。[1]

莱斯特郡位于北安普敦郡的东面。莱斯特大教堂的教士亨利·奈顿为我们留下了一部地方志。这部地方志告诉我们："恐怖的瘟疫从南安普敦郡蔓延至布里斯托尔郡，一路没有留下多少活口。死神突如其来，患者几乎都在两三天内死亡，有的甚至只活了半天。而后，沿着太阳起落的轨迹，瘟疫蔓延至各个角落。在莱斯特郡，就连规模很小的圣伦纳德堂区都失去了 380 余名居民。圣十字堂区死了不下 400 人，圣玛格丽特堂区的死亡人数在 700 人以上。实际上，所有堂区都失去了众多人口。

"伦敦主教面向全区神父——不管是修道院里的，还是教堂里的——做出规定，神父有责任聆听忏悔，有权以主教之名赦免忏悔者的罪过，但无权免除当事人的债务。关于债务问题，当事人如果有能力偿还，就应在死前偿清，或者委托他人在其死后用遗产抵债。教皇也采取了这样的赦免方式，以使所有人都能在死前获得救赎。经教皇批准，赦免期截止于次年的复活节。在这段时间内，人人都有权选择忏悔对象。

"同年，英格兰死了不计其数的绵羊，形势十分严峻。一个草场大概损失 5000 只绵羊，绵羊的尸体发出阵阵恶臭，就连飞禽走兽都避之不

---

[1] 请参阅土地收还官所记录的《死后调查书》，系列 1，文档 201。——作者注

及。物价越来越便宜。不管有钱没钱，一旦染病就只能独卧病榻，因为没有人愿意冒着被传染的风险照顾患者。一匹原本价值 40 先令的马现在只卖 0.5 马克；一头又肥又大的公牛只卖 4 先令；一头母牛的价格是 12 便士；一头肉牛的价格是 6 便士；一只健壮的公羊的价格是 4 便士；一只绵羊的价格是 3 便士；一只小羊羔的价格是 2 便士；一只肥大的猪的价格是 5 便士；1 英石[1] 羊毛的价格是 9 便士。牛羊在无人收割的庄稼地里漫游，没有人将它们赶走或赶到一起。许多失去主人的牛羊倒在水沟与灌木丛里。找不到仆人，也找不到劳工，所有人都一筹莫展。在此之前，恐怕只有布立吞国王沃提根和他的人民遭遇过这样大规模的可怕灾难，就像比德[2] 在其著作《英吉利教会史》中所说的那样：'沃提根时代，相较于死去的人，幸存者寥寥无几。'

　　"次年秋收时节，雇人收割庄稼除了要支付 8 便士的酬劳之外，还得提供餐食。若非如此，就不会有人愿意受雇。因为雇佣工太少，很多庄稼都没来得及收割。实际上，在大瘟疫来袭的这一年，上述情况少之又少，在很多地方，人们已经不再关心庄稼的情况了。"[3]

　　至于当时莱斯特郡空缺了多少神职，我们没有找到相关资料。据我们所知，莱斯特郡彼时拥有约 250 个带俸神职、12 间修道院，以及一定数量的医护所。有记录称，克罗克斯顿修道院在 1351 年时依旧"冷冷清清"，包括教堂在内的很多建筑都已付之一炬，"受疫情影响，修道院处于无人

---

　　[1] 欧洲中世纪时的重量单位。在爱德华于 1389 年做出相关规定之前，各地没有统一标准，此后，1 英石等于 14 磅。——编者注

　　[2] 比德（约 672—735 年），英格兰历史学家。——编者注

　　[3] 请参阅罗杰·特怀斯登所著的《早期英国史》，第 2699 栏。——作者注

管理的状态"，除了院长与副院长之外，别无他人。后来，修道院院长也得了病。"灾难过去后，人们在副院长的引领下，于1351年11月进行了日常祈祷，新入院的见习修士也开始慢慢融入修道院的生活"。[1]

一份《死后调查书》为我们简要描述了奈顿乡村地区在疫情结束后的困苦生活。1349年圣雅各伯庆日，威廉·德·博特罗克斯之妻伊莎贝拉离世。她在莱斯特郡的萨丁顿有一座庄园。据《死亡调查书》称，"由于佃农流失严重"，庄园内一块占地面积达2卡勒凯特的土地被废弃。

斯塔福德郡与莱斯特郡相邻，横跨考文垂教区与利奇菲尔德教区。这个郡拥有165个带俸神职。以此为参考，我们可以推断出死于瘟疫的教士数量。斯塔福德郡塔姆沃思一带的土地是彭布罗克伯爵的财产。在彭布罗克伯爵去世之后，因为其继承人还未到法定继承年龄，所以这片土地就租了出去，年租金为38英镑，不过这些钱都要上缴给国王。[2] 承租人在1351年提出了减免租金的申请，理由是"受近期当地疫情影响，租地内的价值下跌，损失惨重"。一番调查之后，承租人被允许在那一年少缴8英镑租金。[3]

赫里福德郡与什罗普郡均位于威尔士境内，我们不太清楚它们的具体情况，不过可以肯定的是，它们所遭受的打击绝不亚于英格兰的其他地区。

赫里福德教区下辖赫里福德郡，以及什罗普郡部分区域。在瘟疫流

---

[1] 请参阅托马斯·赖默所著的《英格兰国王外交条约汇编》，第5卷，第729页。——作者注

[2] 在那个时候，如果继承人未成年，土地就会划归国王监管。在满足了继承人日常所需之后，租金将被上缴给国王。——编者注

[3] 请参阅《令状卷轴（原本）》，爱德华三世25年，文档2。——作者注

行的前后三年里，该教区平均每年会有 13 个神职出现空缺。根据特里莱克主教登记簿的记录，1349 年任命的神职人员至少有 175 人；次年，补缺人数为 45 人。由此可见，或许部分神职空缺了数月之久。在这段时间的神职记录里，"空缺"二字屡见不鲜，这说明相关方面未及时做出神职补缺。这种情况验证了我们的猜测。所以我们认为，赫里福德教区在疫情期间大概失去了 200 位带俸教士。从神职补缺的情况来看，从 1349 年 5 月开始，直至 9 月，赫里福德教区的情况一直十分糟糕。

赫里福德教区 1349 年 5—10 月的神职补缺任命情况					
5 月	6 月	7 月	8 月	9 月	10 月
13	14	37	29	27	13

想要了解赫里福德郡在 1349 年的受灾情况，不妨来看一个记录于特里莱克主教登记簿中的实例。赫里福德教区主教在 1352 年宣布合并大小科灵顿堂区。这两个堂区位于布罗姆亚德 4 英里开外的地方。教区神职补缺部门收到上述两堂区希望合二为一的申请，并给予了支持。请愿书中写道："可怕的瘟疫终于走了，它的足迹遍布世界各地。我们两个堂区面临人口锐减的问题。居民寥寥无几，劳工屈指可数，土地无人耕种，堂区一贫如洗，信众的支持与微薄的收益已无力供养神父了。"[1] 时至今日，我们依然可以看到这两个堂区在合并后所建造的教堂，不失为对大瘟疫时期的一种记忆。就算是当地人，恐怕也不一定知道，科灵顿堂区最初分作大小两个。

什罗普郡的历史学家写下了这样一段话："1349 年大瘟疫的一幕幕

---

[1]　请参阅特里莱克主教登记簿，文档 103。——作者注

悲惨场景令人心悸,神职人员们——修道会或非修道会的——依然兢兢业业。正如赫里福德教区所留下的登记簿所述,非修道会神职人员一直在勤恳地工作着。"[1] 据当地史料记载,在 1349 年前后的 10 年里,平均每年会出现 1.5 次神职空缺情况,加起来是 15 次。然而在 1349 年,因病去世的神职人员达到了 29 人。参考这一数字,我们可以推断出,什罗普郡的死亡人数众多,形势十分严峻。我们在资料中看到,有些神职的空缺并未标注原因,不过大概率是因为神职人员病故。

休·欧文与约翰·布里克戴尔·布莱克韦为我们提供了一份当年的《死后调查书》。该调查书记录了当地在疫情期间的荒凉景象。布莱克米尔的约翰·勒斯特兰奇是什罗普郡的一位绅士,人们对他的遗产进行了调查。据调查书称,在这位绅士病逝后,陪审团发现,他名下有好几座庄园,以及别的资产。有 2 个水力磨坊"原本一年能赚 20 马克,而今只能赚 10 马克,原因是没有人租用,而这一切的罪魁祸首便是瘟疫"。受疫情影响,市场价格、法定租金等其他方面的收入也大打折扣了。

这份调查书还提到,对于"多丁顿庄园中的一块占地面积为 2 卡勒凯特、原本可带来 60 先令年收入的土地,陪审团始终没有估算出价值,因为庄园里的佃农和居民都已死于瘟疫,土地也就被荒废了。"没有了佃农,原本可以收到 30 先令租金的水力磨坊,现在只价值 6 先令 8 便士。鱼塘则彻底失去了价值,因为在鱼被捞光之后,没有人投放鱼苗。[2]

---

[1] 请参阅休·欧文与约翰·布里克戴尔·布莱克韦所著的《什鲁斯伯里史》,第 1 卷,第 165 页。——作者注

[2] 请参阅休·欧文与约翰·布里克戴尔·布莱克韦所著的《什鲁斯伯里史》,第 1 卷,第 165 页。上述报告收录于档案局文秘署所存的《死后调查书》,爱德华三世 23 年,文档 78。——作者注

　　1349 年 8 月 20 日，约翰·勒斯特兰奇不治身亡，人们对他的遗产做了调查，并在报告中提及了他的 3 个儿子：大儿子富尔克（已经结婚），二儿子汉弗莱，17 岁的小儿子约翰。报告中写有注释：如果富尔克遭遇不测，那么财产由汉弗莱继承。这项调查实施于当年 8 月 30 日，也就是约翰·勒斯特兰奇病亡 10 天后，而此时，财产的第一继承人，也就是富尔克也死了 2 天了。除此之外，汉弗莱也已不在人世，因此在调查结束后，约翰继承了财产。陪审团对约翰·勒斯特兰奇的遗产做出了评估：一座原租金为 20 英镑的庄园，被估价为 40 先令；法庭收入原本为 40 先令，现在减少到 5 先令，"毕竟佃农们都已染病身亡"。此外，一座位于什罗普郡、法定租金本为 4 英镑的小村庄，"出于同一个原因"，被估价为 8 先令。[1]

　　切斯特郡、德比郡、诺丁汉郡及林肯郡，这 4 个郡位于沃什湾至迪伊河沿线以北地区，由东至西跨越了整个英格兰。接下来，我们来看看上述四地的情况。实际上，一个地方的情况——不管是重大事件，还是细枝末节的小事——多少都能反映出其他地方的局面，我们现在能做的不过是对相关记录进行梳理。

　　切斯特郡拥有约 70 个带俸神职。参考利奇菲尔德与考文垂两地的主教登记簿，我们发现，切斯特执事长辖区在 1349 年 6 月至 9 月期间一共任命了 30 位神职人员，其中 9 月最多[2]，而且这一数据并未包括死亡的非带俸教士。在爱德华三世执政末期，切斯特城拥有非带俸教士五六十人。

---

　　[1]　请参阅档案局文秘署所存的《死后调查书》，爱德华三世 23 年，文档 79。——作者注

　　[2]　请参阅大英博物馆所藏的《哈利手稿》，第 2071 号，文档 159—160。——作者注

举例来说，在位于迪伊河沿岸的圣约翰堂区里，有 9 位堂区主持，以及 6 位专任神父是不拿俸禄的。[1]1349 年 8 月，诺顿小修道院和位于切斯特的圣玛丽女修道院都换了院长。

切斯特伯爵领地的司库账簿反映了切斯特郡当时的荒凉景象。例如，弗罗德舍姆庄园当年只缴纳了 20 先令的费用。司库账簿写道："这些钱是庄园所饲养的 66 头牲畜换来的，除此之外的收益为零。瘟疫毫不留情，没有佃农愿意冒风险。"该账簿还说，物价纷纷下跌，无论是面包房还是磨坊，全都没有人租用。内瑟顿镇的情况告诉我们，租金也减少了。在疫情结束后的 1 年多里，"领主依然没能把名下的大片土地与 11 处房屋租出去"，别的城镇也一样。另一个镇的领主为磨坊主减免了部分租金，毕竟磨坊的收入迟迟未能恢复至往日水平。[2]

巴克洛庄园也遇到了相同的问题。在 1350 年圣米迦勒节前后，这座庄园中一片面积为 215 英亩的良田被废弃了，原因是前一年"暴发了瘟疫，再也找不到佃农了"。在 1349 年圣米迦勒节之前，租地者纷纷放弃了土地；一个园圃现在只能租到 12 便士，因为出产的果子卖不出去。庄园收到的最大一笔钱是玛格利·德尔霍莱什上缴的，为 3 先令 6 便士，是"草场租金，但承租者都病亡了"。在这一年，庄园总收益锐减了 20 英镑 9 先令 2.75 便士。很大一部分租金都无法收取，原因有二：其一，有 34 名佃农拖欠了租金，除了庄稼，他们什么都没有了；其二，有 46 名佃农死于瘟疫。

---

[1] 请参阅档案局所存的《神职人员补助档案》，爱德华三世 51 年。——作者注

[2] 请参阅档案局所存的，女王债务征收官所记录的司库账簿，第 801 捆，文档 14。——作者注

我们还关注到一个与庄园有关的情况。一部分公簿持有农要求领主减免租金，声称如果不这样就离开庄园，因此领主不得不对租金进行减免。我们在档案上看到了相关记录："在收到领主的申请后，切斯特的法官们做出了决定，同意鲁德希思[1]佃农在疫情缓解前少缴1/3租金。在疫情期间，佃农要求减免租金，要不然就把土地还给领主并离开庄园。这些被租种的土地往往租金较高……有的达到了10英镑13先令11.75便士。"[2]

德比郡在切斯特郡的东面。约翰·查尔斯·考克斯在《德比郡教堂札记》中分析了德比郡的神职补缺情况。我们不妨来看看他的结论。有资料指出，德比郡在1349年5月暴发了瘟疫。该郡彼时拥有108个带俸神职。在此之前，那里平均每年只会出现7次神职空缺。特别是，1346年为6次，1347年为2次，1348年为8次。在1349年瘟疫来袭后，关于神职空缺的记录至少有63条，而且"第二年（很多空缺到了这个时候才补上），神职空缺达到了41次"。有一大半，具体来说是77位带俸教士病亡。另外，有22位神父选择了辞职。

"德比教堂原本有3位堂区代理主持，后来两人病亡，一人辞职。"圣彼得教堂附属圣玛利亚小教堂失去了神父；埃金顿辖内有两个堂区失去了主持；德利堂区原有的3个堂区主持死了两个，另一个辞职。一些地方连续出现了两次神职空缺，例如兰维支堂区与马金顿堂区的主持职位，巴尔伯勒堂区、博尔索弗堂区、霍斯利堂区、朗福德堂区、山间萨顿堂区、威灵顿堂区的代理主持职位。在彭特里奇，有3个堂区在一年之中都失去

---

[1]　鲁德希思和诺斯威奇相距4英里左右。——作者注

[2]　请参阅档案局所存的，女王债务征收官所记录的司库账簿，第801捆，文档4。——作者注

了代理主持。修道院的日子也不好过。比奇大修道院、戴尔修道院、德利修道院、格雷斯利小修道院、位于德比郡的多明我会小修道院，以及皇家米德女修道院都在疫情期间失去了院长。[1]

约翰·查尔斯·考克斯引用了德利修道院特许状登记簿中的记录。在文件前几页中记录着一则讣告，他说："这则讣告足以让人明白，死于1349年的人多得惊人。……想要知道这种疾病有多么不寻常，不妨把目光投向威廉·德·韦克布里奇爵士的府邸，它被瘟疫光顾了。威廉·德·韦克布里奇爵士是当地最有钱的人，他的府邸坐落在德比郡，建在山脚下，风景秀丽，地广人稀，对身体健康多有裨益。然而，在短短3个月里，他接连失去了父亲、妻子、3个兄弟、2个姐妹，以及1个妹夫。在这种情况下，作为韦克布里奇家族财产的继承人，他脱去了军装，把大部分财产捐赠给了当地教堂及修道院。在瘟疫肆虐之下，很多活着的人都'豁然开朗'了，以至于奢靡之风渐起，令人惋惜。"

伯顿郡位于特伦特河沿岸，在4英里开外有一座庄园，即德雷克洛庄园。与别处一样，这里的情况也很严重，从庄园账务报告便可窥知一二。报告开篇就明确提到，"疫情期间，佃农染病身亡，庄园变成荒地，其草皮收益受到严重影响"，租金骤降，"庄园收不到租税，因为劳役和佃农们都已死于瘟疫。"报告还附上了病亡佃农的名单，一共有74人。租期内所收到的租税只有13先令9.75便士。事实上，庄园当时的收入来源只有一个，那就是卖草。在此之前，庄园里的庄稼都是由佃农找劳役来收割的，可这一年只能花钱雇人收割，且耗费了22镑18先令10便士。

---

[1] 请参阅约翰·查尔斯·考克斯所著的《德比郡教堂札记》，引言，第8页。——作者注

我们在"收入"部分看到了病亡佃农留下的牛马的估价。在佃农死亡之后，他们的财物与牲畜就进了庄园主的口袋。[1]

有资料记录了诺丁汉郡带俸教士的死亡情况。与别的地区没有差别，这里也死了 50% 以上的带俸教士：126 人中有 65 人病亡。[2]

林肯郡位于诺丁汉郡东面，在大海边上。林肯教区及林肯市的神父与教民在一段时间之前获得了教皇克雷芒六世的特赦："鉴于林肯教区及林肯市暴发了瘟疫，神父与教民也提出了请求，现特此给予特赦。"[3] 林肯郡幅员辽阔，拥有很多带俸神职。该郡有修道院 49 个，带俸神职 700 余个。在此基础之上，我们可以推算出该郡在 1349 年死了多少教士。

林肯郡的西多会劳斯帕克修道院留下的编年史为我们提供了一条与疫情有关的简要记录："犹太人也好，基督徒也罢，或者是穆斯林，在瘟疫面前都无能为力。不管是忏悔者，还是聆听者，都逃不过瘟疫的袭击。很多地方最后只剩下了不到 20% 的人。随着瘟疫的蔓延，全球各地都被恐惧笼罩。这是一场人类有史以来从未出现过的大瘟疫，死亡人数之多，恐怕不在诺亚他们所遭遇的那场洪灾之下。劳斯帕克修道院死了很多修士，其中包括瓦尔特·德卢达院长，他在 7 月 12 日那天因病去世。瓦尔特·德卢达生前一度苦恼于科克灵顿庄园的境况，去世后，他成了亨利·瓦瓦苏爵士的邻居，一同长眠于祭坛之前。依循上帝的安排及修道会的规定，修士

[1] 请参阅档案局所存的，女王债务征收官所记录的司库账簿，第 801 捆，文档 3。——作者注

[2] 请参阅弗雷德里克·西博姆所著的《黑死病及其在英国的历史地位》，收录于《双周评论》1865 年 9 月 1 日刊，第 150 页。——作者注

[3] 请参阅梵蒂冈密档之教皇登记簿，克雷芒六世教谕。——作者注

们在亨利·瓦瓦苏爵士去世当天就将理查德·德·林肯推选为新院长"。[1]

我们从一份涉及林肯主教座堂教士团的文件中看到，法院在疫情期间并非按期开庭。教士团监理及教士们怨声载道，因为内文比地区的 66 英亩耕地及 4 英亩草场"自古至今"都是他们的收入来源，然而今年，他们连那 6 先令 8.5 便士的收入都没有了。因为没有钱上缴给国王，他们提交了请愿书。然而，在 1349 年，也就是爱德华三世执政的第 23 年，法官并未做出裁定，原因是"民事诉讼令他们无法抽身，瘟疫当前，民事诉讼层出不穷"。[2]

通过整理统计林肯郡土地收还官所记录的账目，我们发现当时的局面的确很混乱。1351 年，赛尔·德·罗什福特接管了林肯与拉特兰两地。他以"受疫情影响"为由提出了减免租税的请求，即便 20 英镑 18 先令 1 便士的租税得到了减免，但他还是一分钱都没收到。[3]3 年之后，他又一次表示无力缴纳租税，原因是"大批佃农在 1349 年染病身亡，此后很难找到佃农干活"。他还说，每个人都身无分文，哪里有钱上缴给百户邑。[4]

毫无疑问，最先意识到问题严重性的是约克大主教朱什，在这场自欧洲南部蔓延至欧洲北部，席卷了整个英格兰的瘟疫中，身为高级教士的他感受到了极大的威胁。他早在 1348 年 7 月末前就致信约克教会的官员

---

[1] 请参阅伦敦档案协会所编纂的《劳斯帕克修道院编年史》，第 38—39 页。——作者注

[2] 请参阅档案局所存的《密函卷轴》，爱德华三世 24 年，文档 7。——作者注

[3] 请参阅档案局所存的《财政大臣债务征收官备忘录》，爱德华三世 25 年。——作者注

[4] 请参阅档案局所存的《财政大臣债务征收官备忘录》，爱德华三世 25 年。圣三一节财季。——作者注

们，要求他们不断祈祷。他在信中说："斗争是人生的一大主题。那些与苦难做斗争的人，因为世事无常而焦虑不安。全能的上帝偶尔会让自己深爱的子民感受痛苦，在未知中体会自己所赐予的精神恩典，从而成为更加完美的人。大家都知道，瘟疫正在全球蔓延，席卷了一个又一个地方，而英格兰最近饱受折磨。无疑，是部分罪孽深重的人导致了这一切。那些人有钱却冷漠，将至上给予者的恩惠抛之脑后。"他还指出，唯有祈祷能带来平安，于是，他要求教区内的每一座教堂都必须在每个星期三和星期五组织宗教游行及连祷活动，"每一次做弥撒，都必须祈祷让这场瘟疫早点结束。"[1]

约克大主教的请愿得到了教皇的回应，我们从教皇的回复中看到，约克郡或许在 1349 年 2 月就遭到了瘟疫的侵袭。另一种可能是，约克大主教认为瘟疫总有一天会来到约克郡，所以为了防患于未然，他进行了请愿。就神职空缺的情况而言，瘟疫或许是在 1349 年夏末秋初之时来到约克郡的。身在阿维尼翁的教皇克雷芒六世是在 3 月 23 日寄出的回信，并在信中对大主教及其他主教进行了特赦，并给予了特别许可。回信写道："以此作为对请愿的回应。"请愿书提到，可怕的疾病正在向约克郡及其下辖各城镇与教区步步逼近。[2]

约克郡当时拥有带俸神职 470 个，要是加上修道院和医护所里的带俸神职，估计有 550 个左右。1349 年，西赖丁有 141 个带俸神职出现了

---

[1] 请参阅詹姆斯·雷恩所著的《英格兰北部地区主教登记簿文献汇编》（历史资料汇编），第 395 页。——作者注

[2] 请参阅詹姆斯·雷恩所著的《英格兰北部地区主教登记簿文献汇编》（历史资料汇编），第 399 页。——作者注

人事变动，其中有 96 个备注为"死亡"。东赖丁死亡的带俸神职人员为
65 人，幸存 61 人。[1] 我们在《南约克郡唐克斯特监理辖区的历史及地理
环境》[2] 一文中看到，56 个神职中的 30 个出现了人事变动。在此基础之上，
我们根据约克郡所留下的神职空缺及任命记录得出了以下结论：当地病亡
的教士不少于 50%。因为失去了太多大教堂的管理者，所以教堂只得采取
相应的措施以防止工作中断。举例来说，在当年 7 月，"因为眼下疫情严
重，所以特此授予大教堂神父、教廷的法庭法官，以及主教座堂教士团成
员如下权力：在其他教堂的神父无法出席的情况下，可以超越教规约束，
对教区神父进行任命，以及处理教堂其他事务，就像神父从来没有离开过
那样。"[3]

约克郡在 1349 年 7—12 月期间的神职补缺情况					
7 月	8 月	9 月	10 月	11 月	12 月
2	3	7	7	3	4

经教皇克雷芒六世特许，约克大主教也享有任命权。根据教会规定，
神职任命通常会控制在四季斋期之内，不过这次约克大主教被允许视具体
情况做决定。教皇表示："神父之位空缺，会影响信众对上帝的崇拜，也
会影响上帝对信众灵魂的救赎与控制。特此授权予你，可在本年度内组织
4 次额外的神职任命仪式。""因为约克郡遭遇了瘟疫的侵袭""大主教

---

[1] 请参阅弗雷德里克·西博姆所著的《黑死病及其在英国的历史地位》，收录于《双
周评论》1865 年 9 月 1 日刊。——作者注

[2] 请参阅约瑟夫·亨特所著的《南约克郡唐克斯特监理辖区的历史及地理环境》，
收录于《约克教区及约克郡》，第 1 卷。——作者注

[3] 请参阅大英博物馆所藏的《哈利手稿》，第 6971 号，文档 110b。——作者注

唯恐神父之职出现空缺，从而不足以安抚和引导信众的灵魂"。[1] 而后，为了给获得特许的神职人员提供便利，大主教专门制作了一个证明范本。他之所以要这么做，是由于"教区最近已不堪重负，失去了很多神父，神职出现了空缺"。

约克教区下辖的各个修道院也陷入了危机。哲沃修道院、里沃修道院、韦尔百克修道院、罗奇修道院、瑟加顿修道院、谢尔福特修道院、芒克布雷顿修道院、马顿修道院、霍尔滕普赖斯修道院、费利比等小修道院全都失去了院长，而这只是死亡院长名单中的少数。

约克郡莫科斯修道院编年史特别记录道，该修道院有"修士42位，平信徒7位。院长休在1349年的灾难中病逝，而此时他已经做了9年11个月零11天的院长了。随之而去的还有32位修士和平信徒"。

"与别的地区没有差别，该修道院受到了瘟疫的摧残。1349年8月，他们接连失去了院长、22位修士，以及6名平信徒。其中，院长与5位修士是同一天病亡的，而在安葬院长等人之前，就已经有人死亡。院里原本有修士及平信徒50人，但仅有10人逃过了一劫，而平信徒更是一个都没活下来。

"从那之后，修道院的资产及收取的租金变得越来越少。特别是，在各地失去了大批佃农、大修道院院长、小修道院院长、账房、司库、官员、老者之后，幸存者完全不了解修道院的资产、土地、物品等，以至于修道院的经济情况变得愈发糟糕。1349年8月12日，该修道院的院长死亡。"[2]

---

[1]　请参阅詹姆斯·雷恩所著的《英格兰北部地区主教登记簿文献汇编》（历史资料汇编），第491页。——作者注

[2]　请参阅《莫科斯修道院编年史》（历史资料汇编），第3卷，第37页。——作者注

莫科斯修道院属于霍尔德内斯监理辖区，据史料记载，该辖区死亡人数不计其数，并在短时间内更换了多次执达吏与王室税官。遗嘱尚未执行，继承者便病亡，新的遗嘱又被新的继承者递交了上来，而受理人又是同一位官员，这样的情况并不鲜见。[1] 同样地，根据《死亡调查书》，我们可以看到当地严重的死亡情况。一位草场主死于 1349 年 7 月 28 日，他名下的草场据说占地 114 英亩，年租金为 12 便士，可是"今年却收不到一分钱租金，因为死的人太多了，人口锐减"。对于克利夫某庄园来说，以往每年能从长期佃农及自由佃农那里获得 10 英镑 5 先令的收益，然而这一年却只收到了 2 先令。[2]

据莫科斯修道院编年史记载，该修道院受创严重。1354 年，"鉴于莫科斯修道院无以为继"，因此有必要让皇家委员会接手管理。[3] 由此可见，该修道院在灾难过去后没能恢复。

从约克郡土地收还官所记录的账目可以看出，从 1349 年 10 月开始，直至次年 10 月，他没能征收到 4 英镑 12 先令 2 便士的收租税，"以往能产生收益的土地与房屋，而今什么也收不上来。瘟疫带走了多数人的生命。找不到佃农，找不到愿意租种土地或租住房屋的人。"我们在账簿里还看到了一个与无主房屋有关的表格。[4]

---

[1] 请参阅司库账簿，约克教区，霍尔德内斯监理辖区，爱德华三世 23—25 年，第 355 捆。——作者注

[2] 请参阅档案局文秘署所存的《死后调查书》，爱德华三世 23 年，系列 1，文档 72 或文档 88。——作者注

[3] 请参阅《公函卷轴》，爱德华三世 28 年，第 1 部分，文档 3。——作者注

[4] 请参阅档案局所存的《财政大臣债务征收官备忘录》，爱德华三世 25 年。——作者注

让我们再来看看唐克斯特监理辖区的情况。"身为威廉爵士的继承人，约翰·菲茨威廉曾经管理过家族产业一段时间。1349 年，他因感染瘟疫而死。一部编年史对当时民众的反应做了描述：'在那段时间里，没有人参加葬礼，也没有人参加婚礼，无数人东躲西藏，却鲜有人逃过一劫。'

"在监理辖区内，有人同意把财产分配给活下来的儿女。我们在当时留下来的一份备忘录，即《约翰·菲茨威廉手稿》中看到，约翰·菲茨威廉在临死之前把名下价值 288 英镑 3 先令 8.5 便士的财产——动产和不动产——分配给了妻子琼、儿子约翰，以及克罗斯比堂区神父阿莱恩。"[1]

这部编年史还记录了另一件事。它反映了当时人们对生死的困惑，而这种困惑来自身边层出不穷的死亡事件，对此，我们已习以为常。伍姆韦尔的托马斯·阿洛特生活在唐克斯特监理辖区，其遗嘱于 1349 年 9 月 14 日得到了公证。他希望死后葬于达菲尔德，并表示"我将财产留给熬过这场灾难的儿女"。[2]

"对于位于赫尔河畔的金斯顿镇来说，当年因瘟疫而流失了大量人口，而今又因亨伯河洪水泛滥而地毁人亡。有人躲过了瘟疫，却陷入了新的危机，生活贫困，苦不堪言"。鉴于此，爱德华三世在 1353 年特许金斯顿镇的居民使用罚款——有劳工和佃农借机要求提高酬劳，并因此而受到了处罚——来冲抵所拖欠的税费，他们本应按照规定向财政署缴纳十五取一税。[3]

---

[1] 请参阅约瑟夫·亨特所著的《南约克郡唐克斯特监理辖区的历史及地理环境》，收录于《约克教区及约克郡》第 1 卷，第 1 页。——作者注

[2] 请参阅约瑟夫·亨特所著的《南约克郡唐克斯特监理辖区的历史及地理环境》，收录于《约克教区及约克郡》第 2 卷，第 125 页。——作者注

[3] 请参阅《公函卷轴》，爱德华三世 27 年，第 1 部分，文档 18。——作者注

　　兰开夏郡地处约克郡和爱尔兰海之间，面积不小，人却很少。关于兰开夏郡的情况，说来并不复杂。兰开夏郡拥有 65 个带俸神职，以及远超此数的专任神父及不带俸教士。在爱德华三世执政的最后一年里，单是布莱克本监理辖区就拥有不少于 55 个不带俸的随军神父。[1] 档案局至今存有一份有关兰开夏郡疫情的特别文件。已经去世的索罗尔德·罗杰斯教授在很早的时候就谈到过它，如今《英国史评》杂志又对它进行了刊登。该文件记录了阿穆恩德尼斯监理辖区在疫情期间的大致死亡人数。令我们稍感遗憾的是，由于那场瘟疫突如其来，而且来势汹汹，人们一个接着一个死去，又一个接着一个被迅速埋葬，因此文件中所提到的死亡人数只是个大概的数字。不过，这份文件是经过司法调查和陪审团裁定的，而且调查者与审核者无不对疫情了然于胸，因此文件中的数据理应不会太过夸大。这些数据至少表明，兰开夏郡的疫情非常严重。

　　这份文件记录了阿穆恩德尼斯监理辖区的监理（同时也是里士满执事长辖区的教务代理办事员）讨薪的过程，他在 1349 年疫情期间主要从事的是开具遗嘱证明、管理无遗嘱的财产等各项工作。如果没记错的话，他应该已经拿到了应得的酬劳。文件中罗列了包括普雷斯顿堂区、兰开斯特堂区、加斯唐堂区在内的 10 个堂区。据估计，1349 年 9 月 8 日到 1350 年 1 月 11 日期间，上述堂区共计死亡 13180 人。其中普雷斯顿堂区与兰开斯特堂区均死亡 3 千人，加斯唐堂区死亡 2 千人。出现空缺的带俸神职共有 9 个，其中 3 个空缺了 2 次。位于普雷斯顿堂区的圣玛丽·玛格达莱妮小教堂连续 7 个星期处于无人管理的状态。利瑟姆小修道院一直没

---

[1]　请参阅档案局所存的《神职人员补助档案》。——作者注

有等到新院长。另有消息称，利瑟姆村死了 80 人。[1]

据《公函卷轴》记载，卡特梅尔小修道院的院长也去世了，因为爱德华三世在 1349 年 9 月 20 日特许并授权该修道院选举新任院长。[2]

兰开夏郡的北面依次是威斯特摩兰郡、坎伯兰郡，以及英格兰边境，跨过边境便是苏格兰了。威斯特摩兰郡拥有带俸神职 57 个，坎伯兰郡有85 个。基于此，我们得知，两郡有 72 位带俸神职人员死于瘟疫。

实际上，瘟疫尚未来袭，坎伯兰郡就已经遇到了麻烦。当时所留下的卷宗为我们提供了很多依据：苏格兰人让坎伯兰郡变成了人烟稀少的蛮荒之地。瘟疫的到来无异于火上浇油。虽然与此地有关的《死后调查书》数量不多且信息有限，不过我们不得不承认，当地死了很多佃农。[3] 身为副郡长的理查德·德·登顿已经去世，但他为我们留下了十分详细且准确的账目。他写道，征收上来的税金少得可怜，"受疫情影响"，截至1354 年，"国王名下的卡莱尔城堡庄园"里的土地大多都还处于闲置状态，没有人租种，"没有人租用磨坊、鱼塘、草场、牧场，原因是谁也不想触碰这些病亡者的土地。"

我们在卷宗里发现了一份十分详尽、依稀可辨的说明，同样出自理查德·德·登顿之手。这份说明里记录有租金骤降的情况，例如，庄园依靠出租房屋、农舍、土地来维持运营，之前的租金为 5 英镑，如今只能收到1 英镑。"一个归国王所有的园圃，当下的租金较以往减少了 13 先令 4 便士。"经过审查，陪审团最终裁定理查德·德·登顿并未弄虚作假。陪审团整理

---

[1]　请参阅《英国史评》，第 5 卷，第 525 页（1890 年 7 月）。——作者注

[2]　请参阅《公函卷轴》，爱德华三世 23 年，第 3 部分，文档 25。——作者注

[3]　请参阅土地收还官所记录的《死后调查书》，系列 1，文档 430。——作者注

出了一份佃农名单，并宣布："如理查德·德·登顿所言，这些佃农都在疫情期间死去了，他们所租的土地、房屋也都被废弃了。"[1]

哈戈姆小修道院院长的经历告诉我们，坎伯兰郡也陷入了困难。作为他国在英格兰修建的修道院，哈戈姆小修道院在英法战争期间被划归英格兰国王所有。该修道院租种着卡莱尔主教的土地，并且每天都需缴纳租金3便士，然而到了现在，它已经无钱可缴，而且院内物资匮乏，连基本生活都难以保障。[2]

爱德华三世在1352年为卡莱尔市减免了很大一部分税费，原因是"受疫情影响，卡莱尔市近期人口锐减，经济比以往任何时候都萧条"。

最后，我们来了解一下达勒姆郡与诺森伯兰郡的情况。和其他地方一样，这两个郡同样受损严重。达勒姆郡拥有带俸神职93个，诺森伯兰郡有72个。同样地，在此基础之上，我们可以推算出到底有多少带俸神职人员病亡。

当时所留下的《达勒姆诉讼记录》让我们得以窥见英格兰北部地区的疫情。和庄园法庭大致相同，哈尔莫特法庭也是经过主教认可的，其成员由达勒姆伯爵领地委任，主要职责是处理与公簿持有地、贡金、诉讼、财产等有关的案件。霍顿的哈尔莫特法庭在1349年7月14日进行过一次庭审，据庭审记录显示："人们对瘟疫避之不及，纷纷拒绝支付地租，并把土地还给了领主。这些人违反了约定，但能解决问题的唯有上帝。"另一份记录写道："瘟疫当前，无人愿意缴纳租金。"还有记录写道："伴

---

[1] 请参阅档案局所存的《财政大臣债务征收官备忘录》，爱德华三世28年，文档9。——作者注

[2] 请参阅档案局所存的《密函卷轴》，爱德华三世25年，文档16。——作者注

随瘟疫而来的是穷困，但人们再无其他收入来源了。"并不是佃农"拒绝以别的形式租种土地，而是因为他们作为幸存者，不愿再把钱花在租地上"。这种情况并不鲜见，有资料记录道："瘟疫正步步逼近，有人带着妻儿老小急匆匆地逃走了。"[1]

诺森伯兰郡遭遇了巨大的危机。1353 年，国王特许 25 个堂区延迟数月缴纳约 600 英镑欠款，毕竟这些地方实在拿不出这笔钱。[2]

纽卡斯尔位于泰恩河畔，那里的情况也好不到哪儿去。我们在国王谕令中看到："纽卡斯尔人表示了强烈的不满。在往年，当地的富豪和商人是什一税、十五取一税的主要承担者，然而在疫情暴发后，很多富豪与商人都染病身亡，幸存者基本上都是小商贩。在瘟疫与战争的双重打击下，纽卡斯尔人变得穷困潦倒，一穷二白。"[3] 他们拿不出一分钱。

位于纽卡斯尔北面的阿尼克或许是在 1350 年春天遭遇的瘟疫。当地修道院留下的编年史写道："1350 年的春天，瘟疫来袭，阿尼克修道院失去了院长约翰。"[4] 据那时候的两位作家称，瘟疫跟随苏格兰人过了境。亨利·奈顿记录说："在得知英格兰暴发了可怕的瘟疫后，苏格兰人说，英格兰受到了上帝的惩罚。他们讥讽并咒骂道：'让所有英格兰人都见鬼去吧。'在他们看来，上帝会把英格兰打入深渊，于是便在塞尔柯克附近的森林里集结军队，想乘机入侵。然而，瘟疫没有放过他们。面对突如其来的死亡，苏格兰人只能东躲西藏。不久之后，他们就死了大约

---

[1] 请参阅档案局所存的《达勒姆诉讼记录》，第 2 号文书，文档 2b 等。——作者注

[2] 请参阅《密函卷轴》，爱德华三世 27 年，文档 10d。——作者注

[3] 请参阅《密函卷轴》，爱德华三世 24 年，第 2 部分，文档 5。——作者注

[4] 请参阅大英博物馆所藏的《科顿手稿》，维特里乌斯卷，E.xiv 分部，文档 256。——作者注

5000 人。"[1]

　　一份编年史的补充记录——估计是泰恩茅斯修道院修士当时所写——还原了疫情期间的一些场景。我们将用这些文字作为本章结尾，想来并无不妥。虽然这部编年史所讲的内容和前文所述并没有多大不同，但读起来仿佛是听到了来自欧洲博斯普鲁斯海峡及地中海上各个岛屿的悲泣。据该编年史记载："英格兰于 1348 年 8 月遭遇了一场极具致命性的瘟疫。它源自印度，在 3 年里席卷了亚洲、非洲，接着来到了欧洲。它在希腊、意大利、普罗旺斯、勃艮第、西班牙、阿基坦、爱尔兰、法兰西肆虐。它最终到达了英格兰、威尔士，带走了无以计数的居民、农民、穷人，以及相对较少的权贵。

　　"疫情形势十分严峻，很多城镇与乡村几乎见不到人影。城市街道上人迹罕至。教堂墓地不堪重负，经过祝圣的新墓地不断出现。新墓地建在城市之外，长眠于此的有主教也有普通人。这种疾病极具传染性，一旦家里有人病发，其他人大多难逃一劫。在这种情况下，无数人为了躲避瘟疫而离家出逃，不过其中大部分人仍旧未能幸免，不过是多活了一些日子罢了。聆听患者忏悔的神父被传染，甚至比患者自己死得还快。在很多地方，父母对儿女不管不问，丈夫对妻子冷漠相待。"[2]

---

[1]　请参阅查尔斯·克赖顿所著的《英国瘟疫史》，第 119 页。作者描述了苏格兰的疫情："在冬季的寒冷气候下，瘟疫的蔓延速度受到了影响，所以苏格兰的疫情最严重的时候为 1350 年。"——作者注

[2]　请参阅大英博物馆所藏的《科顿手稿》，维特里乌斯卷，A.xx 分部，文档 56。——作者注

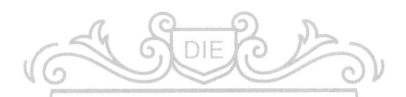

第九章

最后：一蹶不振

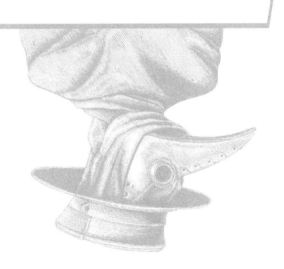

　　我们通过上述几章的内容了解了瘟疫在英格兰自南向北蔓延的过程，接下来，是时候通过统计数据对瘟疫的直接影响做出评估了。

　　索尔兹伯里教区下辖多塞特郡、威尔特郡与伯克郡。主教在 1348 年 3 月 25 日至 1349 年 3 月 25 日期间一共任命了 202 位神职人员；在 1349 年 3 月 25 日至 1350 年 3 月 25 日期间任命了 243 位。[1] 毫无疑问，在这 445 次任命中，有 2/3 是因为原有人员病亡。据估计，上述三地，也就是索尔兹伯里教区在疫情期间损失的带俸教士不少于 300 人。

　　对于多塞特郡的疫情，约翰·哈钦斯在其所撰写的多塞特郡史中有所提及，具体见于索尔兹伯里主教登记簿。据主教登记簿称，该郡当时拥有 211 个神职，其中有 90 个出现过人事变动。准确地说，约有半数神职曾经出现空缺，相当一部分出现过两三次。该郡所任命的神职人员达到了 110 人。至于带俸神职与不带俸神职——不管是修道会神职人员，还是非修道会神职人员——的比例，我们将在下一章中进行探讨。不过从多塞特郡的情况可窥知，实际比例应该高于人们所想。

　　由于偶然的机会，我们得到了一些资料，从而了解到了修道院在疫

––––––––––––

　　[1]　请参阅大英博物馆所藏的《哈利手稿》，第 6979 号，文档 64。——作者注

情期间受到的影响。这些当时所留下的资料，不管是英格兰的，还是别处的，无不认为瘟疫造成了巨大的损失。另外，瘟疫在人口稠密的场所扩散得更加迅猛，而且一旦有人感染，同屋的其他人便难逃一死。正因为这个原因，阿伯茨伯里大修道院的院长在 1348 年 11 月初撒手人寰，舍伯恩大修道院的院长约翰·德亨顿也在圣诞节前后去世了。此外，这两座修道院还失去了很多教友。

在疫情出现前的 3 年里，以及结束后的 3 年，威尔特郡平均每年会任命 26 位神职人员。但是到了 1348 年，则增加至 73 位，1349 年则至少有 103 位，[1] 两年共计 176 位，其中大概只有 52 位是常规补缺，剩下的任命则都是因为神职人员染病身亡。

我们偶然在《公函卷轴》中看到了与威尔特郡奥古斯丁会埃德罗斯小修道院有关的信息。该修道院又名为艾维彻奇小修道院。他们在 1349 年 2 月 2 日失去了院长。[2] 据爱德华三世在 2 月 25 日得到的消息称，该修道院几乎所有人员都身亡了，只有 1 位修士活了下来。爱德华三世于 3 月 16 日发出谕令："据我所知，因索尔兹伯里主教罗伯特已离世，所以你们无法如往常那样通过选举来任命院长。埃德罗斯小修道院不仅失去了院长，还失去了 13 位修士，如今只剩詹姆斯·德·格伦德瓦尔修士一人了。我在此将看管修道院财产的重任交给詹姆斯·德·格伦德瓦尔。我记得已故的索尔兹伯里主教罗伯特曾经说过，他是可塑之才。"[3]

我们从威尔特郡的《死后调查书》中可以看出当地在疫情结束后的

[1] 请参阅 T. 菲利普斯所著的《威尔特郡神职任命文献》。——作者注

[2] 请参阅《令状卷轴（原本）》，爱德华三世 23 年，文档 37。——作者注

[3] 请参阅《公函卷轴》，爱德华三世 23 年，第 1 部分，文档 20。——作者注

发展状况。1349 年 6 月 21 日，亨利·休斯爵士离世。来自附近地区的陪审团在宣誓后对他在威尔特郡的资产做出了裁定，他们认为其名下的 300 英亩草场"毫无价值，因为那里的佃农无一幸存"。[1] 威尔特郡布劳顿庄园的半数资产皆归什罗普郡的约翰·莱斯特兰奇所有。1349 年 7 月 20 日，约翰·莱斯特兰奇去世。8 月 30 日，人们调查了他的财产，结果只从一个佃农那里收到了租金，而且仅有 7 先令，"这就是今年的收益了，除他之外，再无佃农和劳工存活，那些地也都不可能租出去了"。[2]

卡莱斯顿庄园也遇到了大麻烦。身为庄园主的亨利·德·威灵顿在 1349 年 5 月 23 日不治身亡。经过调查，庄园里的水力磨坊已无法使用，失去了价值。那里原本有 6 个农奴，其中两个病亡，土地被废弃；原本有茅舍农 10 人，每人需要支付租金 12 便士，但后来有 4 个茅舍农全家都病亡了。[3]

威尔特郡辖内的林地都变得一文不值，"原因是需要木材的人都死于瘟疫。"[4] 在往年，佃农们所需支付的年租金是 4 英镑，而今只能拿出 6 先令。除 3 人外，其他自由佃农都在瘟疫中丧生。[5] 在某座庄园里，一块面积为 140 英亩的土地，以及 12 个村舍都被退了回来，因为之前承租

---

[1]　请参阅档案局文秘署所存的《死后调查书》，爱德华三世 23 年，文档 77。——作者注

[2]　请参阅档案局文秘署所存的《死后调查书》，爱德华三世 23 年，文档 78。——作者注

[3]　请参阅档案局文秘署所存的《死后调查书》，爱德华三世 23 年，文档 74。——作者注

[4]　请参阅档案局文秘署所存的《死后调查书》，爱德华三世 23 年，文档 87。——作者注

[5]　请参阅土地收还官所记录的《死后调查书》，系列 1，文档 95。——作者注

的"农奴无一幸免"。东格林斯特德位于索尔兹伯里 7 英里开外的地方，情况也同样如此。斯蒂芬·德·通布比在 1349 年 8 月失去了妻子玛丽。在他的庄园里，除了 3 个佃农之外，其他人都死了。"没剩几个人了。约翰·瓦德布鲁克、瓦尔特·瓦德布鲁克、斯蒂芬·格德、托马斯·格德、约翰·格德、理查德·勒弗里尔、拉尔夫·博迪，以及负责制造皮革的马斯等"租用土地或房屋的佃农都病亡了，那些土地与房屋都被退了回来。后来，威廉·勒哈纳克、约翰·蓬佩、埃德蒙·萨勒曼、约翰·韦尔米特、约翰·耶德也都死于瘟疫。

上述实例告诉我们，瘟疫带走了很多人，英格兰各地都遭遇了人口锐减的问题，并由此出现了许多变化，事情变得很困难。

现在来谈谈萨默塞特郡的疫情。巴斯和韦尔斯教区主教登记簿记录了当地神职补缺的情况，从中不难看出，萨默塞特郡是在 1348 年 11 月暴发瘟疫的。在那之前，当地每月的神职补缺次数都不超过 3 次，而 11 月有 9 次，12 月更是达到了 32 次。1349 年，教区主教共任命了 232 位神职人员，而以往的年均任命人数只有 35 人。在 1348 年和 1349 年这两年里，当地共补缺 297 次，可以肯定的是，其中有 227 次是因为原有人员染病身亡。

要知道，每一位病逝的神父背后都有着更多病亡的信众。因此，在找不到其他线索的情况下，我们可以基于死亡神父的数量，来推算民众的死亡数量。不可否认的是，死于瘟疫的神父与普通人都很多。假设那时候（依照某位作者的观点）神父和民众的死亡比例为 1∶15 的话（或许实际比例没有这么高），那么显而易见，当地在 1349 年上半年里死了很多人。

对于当地疫情的实际情况，我们可以通过一两个实例来探究。庄园法庭一般会定期开庭，而佃农们每次都会参加。在宣誓完毕后，陪审团将对各种与佃农有关的事务进行审理。庄园主手下的土地持有者会来到法庭上，依照法律继承那些死亡佃农的土地与房屋。在拿到新的土地或房屋后，持有人必须缴纳继承税。除此之外，法庭需要处理的事务还有治安问题、违反当地传统习俗的行为，以及佃农间的纠纷等。每次开庭都会留下记录，名为"法庭卷宗"。从法庭卷宗里，可以看到一些佃农死亡记录。这类卷宗与神职档案有个共同之处：神职档案只会记录带俸神职的变动，不会记录非带俸神职的情况，尽管后者的数量要多得多；法庭卷宗只会记录土地实际持有者本人的情况，不会涉及其家人的信息，也不会记录除佃农外的其他人，譬如庄园仆人、劳工等的信息。

令人惋惜的是，我们能看到的当时的法庭卷宗并不多，究其原因，一是有所遗失，二是瘟疫的到来致使法庭无法正常开庭，也就没有记录。不管怎么说，我们能看到的卷宗已足以证明英格兰的遭遇。为了让人们了解东盎格利亚在疫情期间所遭到的破坏，奥古斯塔斯·杰索普博士在其著作里引用了诺福克郡的法庭卷宗。

据一份与多塞特郡吉灵厄姆皇家庄园有关的资料称，"在1348年圣路济亚纪念日之后的那个星期三（也就是12月13日）"，庄园法庭终于开了一次庭，并收取了一份租地继承税，因为有28名佃农染病身亡，土地被持有者继承。以往的租地继承税大多只有几先令而已，但这次却达到了28英镑15先令8便士。除此之外，庄园管家在庭审时还表示，庄园里还闲置了一些土地，是另外30名佃农留下的，但没有人继承。虽然存在很多无人继承，或者说无法产生租地继承税的土地，但是在此后的庭审中，法庭依然开出了远超以往的租地继承税。我们在一份1349年初记录的法庭卷宗里看到，这座庄园失去了22名佃农。庄园法庭在当年5月6日发布了死亡佃农名单，它使用羊皮纸书写，有整整两页。[1] 据悉，多塞特郡某个十户联保区死了 45 人，附近的博尔顿某个十户联保区死了 17 人。

此外，我们还在威尔特郡的疫情报告中看到了另一座庄园的相关记录。斯托克顿庄园的庄园法庭于 1349 年 6 月 11 日开庭。斯托克顿与沃明斯特相距 7 英里左右，在地理上更靠近萨默塞特郡。据这份记录显示，这是一座规模很小的庄园。这份写在羊皮纸上的记录称，自去年圣玛尔定节（也就是 1348 年 11 月 11 日）以来，庄园法庭一直处于休庭状态。法庭卷宗里写着，那里的佃农本来就很少，后来还死了 14 个。至于佃农家人的死亡情况，卷宗未有提及，不过似乎大部分佃农的土地或房屋都无人继承。[2]

切佐伊庄园的法庭卷宗为我们提供了第三个实例。就像我们在前文中所说的那样，布里奇沃特在 1348 年 11 月 21 日之前就暴发了瘟疫。切佐伊庄园位于布里奇沃特 3 英里开外的地方，其法庭卷宗记录了佃农的死亡情况。在查阅了 1348 年 11 月 25 日，也就是圣凯瑟琳节当天的羊皮纸卷宗之后，我们发现，当地疫情始于 1348 年 9 月 29 日，止于 1348 年 11 月 25 日。据 11 月 25 日的记录称，庄园失去了数名佃农，因为无人继承租地，有三四块大面积的土地被退回。勒斯拉博的一座水力磨坊原本由威廉·哈蒙德租用，后来，威廉·哈蒙德不治身亡。据相关资料显示，在承租人病亡至庄园法庭开庭的那段时间里，这座水力磨坊处于闲置状态，原因是无人继承。

---

[1] 在此向 R.弗里姆先生表示感谢，他是吉灵厄姆庄园的管家，为我们提供了该庄园的记录。——作者注

[2] 请参阅大英博物馆所藏的《补充手稿》，卷 24335。——作者注

　　然而，一切才刚刚开始。庄园法庭在 1349 年 1 月 8 日，即主显节过去之后的那个星期四又一次开庭了。毫无疑问，生活在萨默塞特郡布里奇沃特附近低地的人们度过了一个凄凉的圣诞节。数月以来，这里一直在下雨，洪水来势汹汹。翻开法庭卷宗，上面记录着不少于 20 个死亡佃农的名字及死亡日期。很明显，许多人在 1348 年 12 月末的那段时间里死于瘟疫。

　　从 1348 年年末开始，直至 1349 年 3 月 23 日，切佐伊庄园如坠深渊。庄园法庭在 1349 年"圣本尼迪克节后的那个星期一"开庭，两张长长的羊皮纸卷宗在正面和背面都写满了字。五六十个新佃农缴纳了租金，他们租用了闲置的土地或房屋，而以前的承租人要么死了，要么离开了。谁也不知道一座房屋里到底死过多少人，但不可否认的是，在这个地处萨默塞特郡的小庄园里，无数房屋早已人去楼空。新佃农接受了其中一部分，他们和之前的承租人并不一定有关系。他们还收养了那里的孤儿，这些孩子的亲人们都死于瘟疫。举例来说，约翰·克朗通过此次开庭继承了其父所租的土地和房屋。他的父亲是因瘟疫而死的。法庭对约翰·克朗提出了额外的条件，要求他照顾一个叫威廉的孩子，他同意了。威廉的父亲尼古拉·阿特·斯洛博以及其他亲人都染病身亡了。

　　在这次开庭中，其他案件也被一并处理了。所有案件最后都得到了解决，因为当事人一方或者双方都已不在人世。例如，在当年 1 月的时候，身为佃农的威廉、约翰与罗杰·里奇曼把约翰·拉格告上了法庭，要求被告归还几头牛。这起案件被法庭受理了。到了 3 月再次开庭的时候，这起案件的原告全都没来，经调查后发现，他们都死了。

　　这些庭审记录的原始卷宗本身也很值得研究。我们上面所说的那两张长长的羊皮纸卷宗并不是由同一个人完成的。在繁杂的记录工作完成之前，法庭换了位书记员。之前的书记员忽然消失了。他怎么了？是不是因病去世了？我们不得而知。不过，切佐伊庄园的庄园法庭为何要在这个时候换记录员呢？究其缘由，显而易见。[1]

欣顿小修道院与威特姆小修道院位于萨默塞特郡，是加尔都西会下属的修道院。通过了解这两座修道院的情况，我们可以一窥英格兰在疫情期间的荒凉。为了让活下来的佃农不离开庄园，不通过放弃租地另谋生路的方式改善生活，爱德华三世尽其所能地行使了王权。那些借机要求加薪的佃农和劳工，以及坚持雇用这些人的庄园主都受到了罚款处分。然而毋庸置疑，对于失去了部分或全部佃农与劳工的庄园主而言，这一政策是行不通的。疫情结束后，庄园主们依旧深陷泥淖，鉴于此，威特姆小修道院的加尔都西会修士在 1354 年向爱德华三世递交了请愿书，请求放宽此项法律规定。爱德华三世随即以谕令回复：“敬爱的基督徒，萨默塞特郡威特姆加尔都西会小修道院的院长，以及各位教友们，由于小修道院及其名下土地都位于塞尔伍德的深林之中，距离城镇较远，周边没有任何产出，又由于修道院里的仆人和佃农们大部分都被瘟疫夺走了生命，因此导致院长和各位教友无法维持生活。我与议会在最近颁布新的法令，要求佃农必须留在村庄和堂区内。据悉，小修道院缺少佃农与劳工，土地大面积荒废，庄稼长势喜人却无人收割，只能眼睁睁地看着它们烂在地里。小修道院失去了收入来源，穷困潦倒。鉴于此，院长和各位教友请求暂缓实行那项新法令。”在这种情况下，爱德华三世同意该修道院此后在合理范围内以高

---

[1] 请参阅大英博物馆所藏的《补充手稿》，文档 15。专任神父理查德·哈蒙德也在死亡名单当中，他生前或许出任过法庭书记员，并拥有一块 6 英亩大的土地，以及一个磨坊。——作者注

出法定标准的报酬雇佣佃农与劳工，前提是不得雇佣那些尚处于受雇期内的佃农与劳工。[1]

第二年又发生了一件事，同样反映了上述法令带来的问题。爱德华三世发布的谕令称，"萨默塞特郡加尔都西会欣顿小修道院的院长和各位教友请愿，土地租金是他们唯一的收入来源，但因为最近遭遇了疫情，劳工和仆人流失严重，庄园内的土地大部分都荒废了。没有人愿意为院内人员纺织羊毛衫，也没有人愿意替院里干杂活。根据法令，佃农与劳工不可获得高于往常的报酬，在这种情况下，他们拒绝为修道院工作，纷纷离开另谋生路。如此一来，修道院上下连布衣都穿不上"，鉴于此，建议适当放宽上述法令。这一请求得到了爱德华三世的同意，加尔都西会欣顿小修道院被允许依照惯例支付报酬。[2]

埃克塞特教区下辖两个郡，即德文郡与康沃尔郡。该教区出现疫情的时间与萨默塞特郡难分先后。埃克塞特教区主教在 1349 年 1 月任命了 30 位神职人员，这说明很多教士都死于瘟疫。在 1348 年之前的那 8 年里，上述两郡平均每年任命的神职人员为 36 人。1349 年全年空缺神职 382 个，从 3 月到 7 月间，月均任命数超出历史同期水平。基于此，我们做出了合理的推测：当年有 346 个神职是受疫情影响空缺的。

通过审视带俸神职的任命记录，不难发现，瘟疫带来的影响在好几年里都没有消除。带俸神职的任命数量到了 1353 年才恢复到以往的平均

---

[1]　请参阅《公函卷轴》，爱德华三世 28 年，第 1 部分，文档 20（即 1354 年 1 月 16 日的记录）。——作者注

[2]　请参阅《公函卷轴》，爱德华三世 29 年，第 2 部分，文档 4（即 1355 年 10 月 5 日的记录）。——作者注

水平。1350 年的任命人数为 80 人，1351 年为 57 人，都是比较多的。不过，令人疑惑的是，在那段时期内，很多神职在空缺后都未得到及时填补，停留在主教那里很久。对于某些空缺，格兰迪森主教甚至踌躇了半年之久，究其缘由，或许是神职推荐人去世后无人继任，也或许是找不到可以补缺的人员，而后者的可能性更大一些。除此之外，从当时辞职者的情况来看，神职人员的收入可能非常少，以致生活得不到保障。

《死后调查书》告诉我们，在瘟疫离开之后，埃克塞特教区的境况一点都不比别处好。据土地收还官的报告称，某个位于利德福德达特穆尔高地的庄园在疫情期间失去了大多数磨坊佃农，致使磨坊收入锐减，仅为之前的一半，只有 15 先令。在另一个地方，30 位佃农所租的土地全都被退了回来。[1]

一些与兰开斯特公爵领地有关的账目为我们讲述了瘟疫对于康沃尔郡的深远影响。这些账目的记录对象是特里格监理辖区内的几座庄园，时间是从 1350 年圣米迦勒节到当年年末。包括赫尔斯顿庄园、廷塔杰尔庄园在内的这几座庄园都地处卡默尔河沿岸。其中某庄园的账目记录着："今年的产物无人购买。"另一座庄园只收到两份人头税，来自两个年轻人，而剩下的两份则没有收上来，因为那两个人后来成了庄园土地的管理者，"除此之外，再没有别的人了，他们都死了"。原本每年可带来 3 先令 4便士租金的牧场，而今因瘟疫的到来只收到了 20 便士租金。5 块被佃农租种的土地、9 间房屋，以及一块面积为 214 英亩的土地都被退了回来。另一处的土地租金降了 7 英镑 14 先令，因为 14 个佃农租种的 102 英亩土地连同 2 个磨坊都退回给了领主。此外还有赊欠的 8 先令 11 便士，这

---

[1] 请参阅档案局所存的《土地收还官账簿》。——作者注

便是庄园内死去的人留下的全部东西了。这份档案还记录了其他 12 到 14 个庄园的财务情况，个个都不复从前。无数良田被退回，大片土地无人耕种，很多村庄人口锐减，甚至有一个庄园就减少了 30 英镑 6 先令 1.75 便士的租金。

一张羊皮卷附在特里格监理辖区赫尔斯顿庄园的账目之后，其上写有黑太子爱德华"手下"佃农的去留及财产情况。在这 57 条记录中，我们看到了女性服饰及其上的金纽扣、犁、铜制餐具等各类物品。这些东西在佃农病故之后由黑太子爱德华"继承"，价值为 16 英镑 18 先令 8 便士。

廷塔杰尔庄园"以往每年发放给小教堂神父的费用是 15 先令，而在这一年，因为没有了神父，这笔钱一直没花出去"。[1]

考虑到康沃尔郡身陷困境，黑太子爱德华在 1350 年 5 月 29 日授权当地官员，为留守庄园的佃农们减少了 1/4 的租金，"以防止佃农因为生活得不到保障而放弃租种土地"。[2] 不过，受黑太子爱德华委托，前往康沃尔郡收取租金的约翰·特里梅因却指出，虽然庄园的情况在 1352 年及 1353 年有所好转，但形势依旧严峻。"在这两年里，土地大多都荒废了，一文不值。瘟疫带走了很多佃农，导致康沃尔郡人力不足，土地闲置。"[3]

在伦敦的主教登记簿中，我们没有看到关于这一时期的记录，因此无法确认那里死了多少神职人员。在那个时候，伦敦不仅拥有大量修道院，还拥有堂区教堂约 140 座。就神职人员的死亡数量而言，伦敦比别处更甚。

---

[1]　请参阅档案局所存的《兰开斯特公爵领地司库账簿》，文档 817。——作者注

[2]　请参阅档案局所存的《兰开斯特公爵领地司库账簿》，文档 817。——作者注

[3]　请参阅档案局所存的《财政大臣债务征收官备忘录》，爱德华三世 28 年，圣三一节财季。——作者注

这么说是有依据的。伦敦的街道很窄，但修道院却很多，所以很多修道院都不甚宽敞。我们在前面提到过，眼下的情况是一人得病，全家死亡。可想而知，伦敦一地修士及修女的死亡率一定比其他地方高。除此之外，出于其他一些原因，非修道会神职人员也死了很多。[1]

伦敦教区下辖米德尔塞克斯郡、埃塞克斯郡，以及赫特福德郡的部分地区。埃塞克斯郡拥有 265 个带俸神职。与米德尔塞克斯郡相同，埃塞克斯郡疫情期间的神职补缺数尚有待考证。《死后调查书》描述了当地在1349 年 7 月受疫情影响所出现的状况。在某座庄园里，一块面积为 10 英亩的草场的租金从 20 先令减少到了 10 先令。土地租金也同样减少。水力磨坊失去了主人，无人使用。一块 140 英亩大的良田被废弃。据这份调查书显示，"几乎没有人租种土地，就算有人租，租金也只有 11 先令 6 便士"，要知道以前的租金可是 23 先令。牧场租金锐减 50%；木材无人问津。在该郡莫尔登一带有座庄园，其各项租金都只收上来 50%，原本有农奴 11 个，而今只剩下 3 个，死亡农奴的土地都被退了回来。所有的地方都是这样：瘟疫过境，租金减半。

该郡当年所有的租金都只收到一半，无论是耕地还是草场，抑或是牧场。庄园的其他收入也是如此。某个地方法庭的收入从此前的 6 先令减少到 3 先令。鸽房的收入从 2 先令减少到 1 先令。水力磨坊的情况就更糟糕了。位于朗福德的一座水力磨坊当年只收到 20 先令租金，而此前能收到 60 先令，而且就算租金变少了，但磨坊依旧有可能无人租用。再来看

---

[1] 《伦敦主教登记簿》中记录有神职人员的名单，不带俸者占比很大。自 1362 年开始，直至 1374 年，萨德伯里主教任命了 456 位修道会神职人员，以及 809 位不带俸神父，而带俸神父的任命数量只有 237 个。基于此不难发现，不带俸者比带俸人员多了 5 倍。——作者注

最后一个实例。1349 年 8 月 24 日，科尔切斯特修道院失去了院长，他的财产随后被调查。我们在调查报告中看到，在其名下位于东丹尼与西丹尼的庄园里，一块面积为 320 英亩的耕地以往每英亩的租金是 4 便士，如今只有 2 便士；一块 14 英亩大的草场，原租金为 18 便士，而今是 8 便士；由于无人购买木材，林地收益全无；原本有 6 个农奴，现在只剩下了 4 个。在另一个地方，6 个农奴幸存两人；还有一个地方，7 个农奴只剩两个。法定租金减少至 4 英镑，"不可能再多了，土地大多都被退了回来"。[1]

关于科尔切斯特修道院的疫情情况，查无记录，不过修道院院长是因瘟疫而死的，由此可见，该修道院的遭遇无异于那些有记录的修道院。有作者描述道："这场瘟疫最突出的一个影响莫过于，科尔切斯特修道院收到的遗嘱多达 111 份，这一数字令人震惊。在那个时候，科尔切斯特修道院拥有登记及审查遗嘱的权力。"[2]

埃塞克斯郡的托克雷小修道院是外国人创办的，当时同样穷困潦倒。它附属于皮卡第圣瓦莱里大修道院，因英法大战[3]而被划归英格兰。经爱德华三世批准，托克雷小修道院得以拥有一些土地，但需要缴纳 126 英镑的年租税。在疫情结束后的两年里，该修道院一直欠缴租税，原因是"佃农死于瘟疫，土地荒芜，修道院里一贫如洗，生活得不到保障。另外，由于修道院欠款太多，因此土地就更没有人愿意租种了"。无奈之下，爱德

---

[1] 请参阅档案局所存的，土地收还官所记录的《死后调查书》，系列 1，文档 165。——作者注

[2] 请参阅托马斯·克伦威尔所著的《科尔切斯特的历史及古老城镇》，第 1 卷，第 75 页。——作者注

[3] 英法大战即"百年战争"。——作者注

华三世免除了这笔欠款。[1]

在赫特福德郡所有的带俸神职中，有 34 个为伦敦教区所有，其余 22 个为圣奥尔本斯修道院专属。我们不清楚当地在瘟疫暴发当年任命了多少神职，不过了解到赫特福德郡的伦敦教区神职空缺了 27 个，由此可见，该郡在疫情期间失去的神职人员应该不少于 50 人。

与别的地方一样，赫特福德郡也出现了物价下跌的现象，不管是土地还是其他物品。据一份《死后调查书》称，在托马斯·菲兹尤斯塔斯的庄园里，一块原本可以租到 67 先令的土地，在 1349 年 8 月 3 日被估价为 13 先令，"前提条件是有人租用这个牧场"。[2] 同样地，在瘟疫来袭后，本笃会的切森特女修道院很快就"为贫穷所困，修女们失去了生活来源"。[3]

被瘟疫拖垮，民不聊生的地方还有很多。托马斯·谢德沃思爵士曾经将一块位于赫特福德郡的土地捐赠给了剑桥郡的安格尔西小修道院。在英格兰暴发瘟疫前，经双方协商并达成一致，受捐条件是安格尔西小修道院此后需要为两位非修道会神父支付报酬。然而，到了 1351 年，因为租金骤减，该修道院陷入困境。于是，主教只好对上述义务做出了调整，并在文件中表示，"近来人口锐减，灾难摧毁了一切，土地荒芜，房屋倒塌，收不到租金，找不到劳工，收入大打折扣"，鉴于此，支付给神父的报酬从以往的 6 马克减少至 5 马克。经评估，该小修道院所属的庄园产生的收

---

[1] 请参阅档案局所存的《令状卷轴（原本）》，爱德华三世 25 年，文档 10。——作者注

[2] 请参阅土地收还官所记录的《死后调查书》，系列 1，文档 165。——作者注

[3] 请参阅《公函卷轴》，爱德华三世 25 年，第 3 部分，文档 4。——作者注

益已减少大半。[1]

　　白金汉郡当时拥有 180 个到 200 个带俸神职，贝德福德郡有 120 个左右，伯克郡有 162 个。在此基础上，我们可以推测出这些地方在 1349 年瘟疫暴发后失去了多少带俸神职人员。

　　爱德华三世曾在 1353 年收到贝德福德郡和白金汉郡的行政长官约翰·卡斯蒂昂的请愿。我们从中可以一窥上述两郡的严峻形势。据约翰·卡斯蒂昂称，随着瘟疫的到来，两郡已无力承担百户邑租税。他在当年 2 月连续 3 次觐见爱德华三世，除了提到上述问题外，还申请了 66 英镑的退款，理由是那笔钱并不在实际所收取的租税之内。在 1351 年至 1352 年这两年里，他一共缴纳了 132 英镑租税，和 1342 年以来的额度持平。他表示："疫情出现之后，百户邑的乡长们拒绝按照原有税率缴费。"陪审团随后调查了贝德福德郡和白金汉郡的情况，并写下报告："从 1351 年开始，百户邑的乡长们除了从国家勒索的钱财，别无其他收益。居民骤减，生活困苦，人们在 1351 年未缴纳一分一毫的租金。"不言而喻，约翰·卡斯蒂昂本人也一贫如洗。爱德华三世最后同意退还 66 英镑。[2]

　　在肯特郡所拥有的带俸神职中有 280 个左右是坎特伯雷教区的。我们由此可判断出当地的死亡人数。为了进一步了解当地的受灾情况，我们来看一些实例。爱德华三世在 1352 年免去了位于坎特伯雷城外的圣雅各小修道院的十五取一税，原因是该修道院已无以为继[3]。与此同时，附

---

　　[1]　请参阅大英博物馆所藏的《科尔手稿》，第 5824 号，文档 86。亦可参阅威廉·坎宁安所著的《英国工商业的发展》，第 305 页。——作者注

　　[2]　请参阅档案局所存的《财政大臣债务征收官备忘录》，爱德华三世 27 年，希拉里节财季，文档 7。——作者注

　　[3]　请参阅《密函卷轴》，爱德华三世 26 年，文档 7。——作者注

属于坎特伯雷大教堂的克赖斯特彻奇小修道院也同样贫困潦倒。大概在1350年，修士们请求罗切斯特主教把韦斯特勒姆教堂的管理权交给他们，"以便他们能照常接待信众"。修士们表示，"瘟疫暴发以来，死亡的人和牲畜不计其数，在这种情况下"，他们已经失去了接待信众的能力。为了说服主教，他们罗列出了所有损失：公牛257头、母牛511头、绵羊4585只，价值高达792英镑112先令6便士。除此之外，他们还指出，"作为收入来源之一的1212英亩耕地"，"而今已被海水吞没"，原因是找不到劳工来修护防洪堤。[1]

在疫情出现之初，与肯特郡毗邻的萨塞克斯郡拥有带俸神职约320个。我们在《公函卷轴》中看到，爱德华三世在1349年为该郡任命了26位带俸神职人员，其中至少5人前往黑斯廷斯、万圣、圣克莱芒、圣伦纳德就职，2人任职于自由礼拜堂。[2]

在瘟疫到来前的三年里，汉普郡及怀特岛的年均神职补缺数为21次。据相关资料显示，1349年的任命数至少有228次。我们由此得出的结论是，当地有200多位带俸神职人员死于瘟疫。

同年，萨里郡的任命数有92次之多，而在此之前，其年均任命数只有9到10次。与汉普郡相同，萨里郡在疫情期间曾出现空缺的带俸神职数量超出以往的9倍。客观来看，在这92次空缺里，与瘟疫有关的应该不少于80次。我们在前文中提到过很多实例，足以说明修道院深受疫情

---

[1] 请参阅历史手稿委员会所发布的《第五次报告》，第444页。上述耕地为阿普尔多尔沼泽，后来，该修道院斥资350英镑进行整修。——作者注

[2] 请参阅萨塞克斯考古学会所编纂的《萨塞克斯考古文献汇编》，第21卷，第44页等。——作者注

影响。院长的病逝往往意味着众多修士也随之而去了。现实告诉我们，毫无疑问，这场瘟疫具有持续且长久的影响力，绝非一时之灾。关于这一点，温切斯特教区部分修道院的处境足以证明。

　　圣斯威辛小修道院与本笃会圣玛丽女修道院都位于温切斯特城内，而且各自的院长也都死于瘟疫。很多资料都提到，这两个修道院，还有海德修道院因瘟疫失去了大多数成员。圣斯威辛小修道院附属于温切斯特大教堂，在灾难降临的 24 年前，即 1325 年，拥有修士 64 人。[1] 据修士名单上显示，其中有 12 人为初级修士，还没有获得神职。1310 年 12 月 19 日，列在第 34 位的修士被提拔为执事。在他之下还有 30 位修士，职位较低。由此可见，该修道院在 1349 年之前应该有大约 60 位成员，[2] 后来只剩下 35 ～ 40 人。怀克姆的威廉在 1387 年劝导该院修士，一定要想办法将规模恢复如初，也就是 60 人左右。[3] 修士们为此拼尽全力，然而直到怀克姆的威廉离世，也就是 1404 年时，该修道院也只有 42 人。1447 年，韦恩弗利特就职时，该修道院只有 39 人；1450 年为 35 人；从 1487 年到被亨利八世解散，一直是 30 人。

---

[1]　请参阅《蓬蒂塞拉主教登记簿》，文档 143。——作者注

[2]　或许自 13 世纪以来，圣斯威辛小修道院一直是这么多人，请参阅《温顿编年史》。——作者注

[3]　请参阅《怀克姆主教登记簿》，第 2 卷，文档 226。——作者注

温切斯特大教堂附属圣斯威辛小修道院在各个时期的修士人数

日 期	事 项	数 量
1260 年	主教推选	62 人
1325 年 10 月 9 日	修士人数	64 人
1404 年	主教推选	42 人
1416—1417 年	宫室官档案记录	39 人，以及学校的 2 名初级修士
1422—1423 年	宫室官档案记录	39 ～ 42 人，以及学校的 8 名初级修士
1427—1428 年	宫室官档案记录	35 ～ 36 人
1447 年	博福特红衣主教逝世，主教推选	39 人
1450 年	小修道院院长推选	35 人
1468 年	主教推选	30 人，以及牛津的 2 ～ 3 人
1498 年	小修道院院长推选	31 人
1524 年	小修道院院长推选	30 人（不包括 副执事以下人员）

海德修道院离圣斯威辛小修道院不远，是一座举足轻重的修道院。那里本来有修士三四十人。在灾难过去 100 年后，那里只剩下了 20 位修士；1488 年，增至 24 人，其中 8 人为此前 3 年进入修道院；1509 年，又减至 20 人。在被解散之前，有资料称该修道院的人数增加至 26 人，包括 4 位见习修士。现实即如此，瘟疫给海德修道院造成了极大的伤害。修士们说，

在 1352 年的时候，为了"能让修道院维持下去"，同时"考虑到眼下一贫如洗，生活失去保障"，修道院不得不把资产转给了伊登顿主教。[1]

本笃会的圣玛丽女修道院的情况大同小异，入不敷出、生活窘困，随时都有可能关门。该修道院在疫情期间失去了半数成员。在伊登顿主教的帮助下，修士们保住了修道院。实际上，伊登顿主教及其亲属在当时帮助过教区内的很多修道院，使得它们免于破产，而且主教也很乐意这么做。据资料记载，圣玛丽女修道院的修女们将伊登顿主教视为恩人，很是感谢他的"再造之恩"。"那时候，人们肆意妄为，不遵道德伦理，我院穷困潦倒，生活堪忧。无奈之下，我们求助于主教。主教十分仁慈，也十分慷慨，对我们帮助很大。主教得知，我院从创办之初就一直少地少田，后来又因可怕的瘟疫失去了大量佃农，以至于土地荒芜、林地闲置、租金锐减。于是，主教心生怜悯，在第一时间帮助了我们，使我们免于陷入不复之地。"[2]

同样的话语，罗姆塞女修道院的修女们也曾说过，她们也对主教感恩不已。[3] 因为疫情，该修道院也失去了很多人，甚至比上述各修道院更多。该修道院在 1333 年选举院长的时候还有 90 位修女。16 年后的 1349 年，院长于 5 月病逝。此后，经爱德华三世批准，她们在 5 月 7 日选出了新院长琼·热内斯。[4] 到了 1478 年，修道院只剩下 18 人；在被解散时，人数在 25 人以内。由此可见，瘟疫对该修道院影响至深。

---

[1]　请参阅《哈利手稿》，第 1761 号，文档 20。——作者注

[2]　请参阅《密函卷轴》，爱德华三世 28 年，文档 3d（也就是 1353 年 2 月 6 日的记录）。——作者注

[3]　请参阅《密函卷轴》，爱德华三世 28 年，文档 6（即 1353 年 7 月 8 日的记录）。——作者注

[4]　请参阅《公函卷轴》，爱德华三世 23 年，文档 13。——作者注

与修道院相同，托钵修士团也深受影响。不过，我们并不十分清楚托钵修士团的具体情况。据悉，与当时英格兰的其他宗教团体如出一辙的是，托钵修士团也失去了不少人，其中有神职人员也有平信徒。相关信息可参考主教登记簿。举例来说，温切斯特教区唯一的一座奥古斯丁会修道院就在温切斯特城内。从1346年9月开始，直至1348年6月，该修道院一共产生了4位神父。此后直到伊登顿主教逝世，也就是1366年10月，才又产生了2位神父，他们是在1358年12月被任命的。该教区内有两座小兄弟会修道院，分别位于温切斯特与南安普敦。在1347年至1348年期间，两院共产生了3位神父，此后至1359年12月21日，两院均无人被任命为神父。后来，又产生过两位神父，不过从那时至伊登顿主教逝世，再无神父任命的记录。加尔默罗会的人数也捉襟见肘，在1346年至1348年期间，该会产生了11位神父，而此后再无记录，直到1357年12月。自大瘟疫暴发，直至1366年，该会只有3人被任命为神父。至于多明我会，在1349年3月至1359年12月期间，仅产生了1位神父。

圣斯威辛小修道院欠下了很多债务，原因是院里的许多佃农都死于瘟疫，以及瘟疫所导致的其他困难。伊登顿主教在1352年12月31日给该修道院的院长寄了一封信，表示决定对这座附属于某大教堂的小修道院做一次全面的调查。他在信中写道，"听闻圣斯威辛小修道院收入大减，最近一段时间以来，鉴于佃农死亡、租金锐减、缺乏劳动力等原因，修道院欠下了大量债务。身为主教，理应对国王负责，所以决定委派数位官员调查此事，希望修士们能积极配合。"主教还表示，从他人处得知，"在举行日常仪式及圣礼方面，教堂似乎不像以前那般积极了"，修道院及其附属的大小修道院正日趋荒废，"人们无法享受到一如往常的热情接待。我们虽然不太相信这番说辞，不过心里多少还是有些忐忑，毕竟你们直到现在也对我说起过这些事。"调查时间被定在 1353 年 1 月 21 日。我们在另一份文件中看到，主教将调查事宜委托给了 3 位神职人员，其中包括塞勒姆教区的一位神父和汉普郡弗洛里的一位堂区主持。[1]

没过多久，主教又在 1 月 14 日宣布调查克赖斯特彻奇小修道院。这座小修道院同样背了一大笔债。[2]该修道院应该也失去了很多修士，毕竟从瘟疫暴发至 1366 年年初，那里一直无人被任命为神父。

我们在前文中提到，萨里郡暴发瘟疫后，桑当的圣玛丽·玛格达莱尼医院里的所有人都死了。主教在 1349 年 6 月 1 日委托神父威廉·德科利顿接管这家医院，"可怕的瘟疫席卷了整个英格兰，并带走了我们教区桑当圣玛丽·玛格达莱尼医院里的所有同仁。没有人活下来，没有人来选举院长。这家医院既需要院长，也需要修士"。[3]

夏尔伯恩小修道院的财务问题也很严重。伊登顿主教在 1350 年 6 月 8 日致信瑟里西的圣维戈修道院的院长及修士，告之附属于该修道院的夏尔伯恩小修道院已无力维持运转。"宗教仪式上看不到任何圣物，饿着肚子的神父无法继续虔诚地祈祷。房屋空置，富饶的土地因为缺少劳工而荒芜。"在主教看来，"修士们这辈子"可能看不到修道院重整旗鼓的那天了。于是，在经过资助者的许可后，主教命令夏尔伯恩小修道院院长召回在外的 4 位修士。在那个时候，除了院长之外，夏尔伯恩小修道院只剩下 7 位修士。该小修道院在当天便收到来函，被要求立即执行上述命令。[4]

---

[1]　请参阅《伊登顿主教登记簿》，第 2 卷，文档 27b，文档 28。——作者注

[2]　请参阅《伊登顿主教登记簿》，第 2 卷，文档 28。——作者注

[3]　请参阅《伊登顿主教登记簿》，第 1 卷，文档 49b。——作者注

[4]　请参阅《伊登顿主教登记簿》，第 2 卷，文档 23b。——作者注

灾难虽然过去了，但教区却未有起色。关于这一点，我们不妨来看个实例。主教在 1350 年 4 月 9 日下令，要求所有神职人员必须长期驻留在自己任职的地方。主教指出，有报告称，部分神父"不顾"牧灵之责，而"这对很多灵魂而言无疑是危险的"；神父"虽心存内疚，却执意离开教堂"，以至于"宗教活动无法举行"，可修建教堂的初衷就是为了举行宗教活动。主教还表示，教堂建筑神圣不可侵犯，此时却被"各种动物占据"，神父们没有对教堂进行维修和保护，就像对待废墟一样不管不顾，"再这样下去，教堂就真的会成为废墟了"。最后，主教要求全体神父在 1 个月之内要么返回各自堂区，要么找到合格的助手或继任者。[1]

贝辛斯托克周边有一座教堂，其堂区主持威廉·埃利奥特在 1350 年 6 月收到一个非同寻常的命令，被要求马上回到岗位，因为他所属的教堂正处于无人管理的状态。主教又于 7 月 10 日发布了一封来自大主教及其他各位主教的联名信，要求所有神父留在教堂并接受原有报酬。主教还表示，一个堂区教堂对应一位专任神父，"直至那些无人管理的堂区，以及带俸神父所在的教堂等到专任神父，不管是现在还是将来"。[2]

很多事情都能证明，上述各地都遭受了瘟疫的摧残。例如，爱德华三世一反常态地为怀特岛上的佃农免去了十五取一税，原因是"佃农们身陷困境"，"庄园因瘟疫而失去了大量佃农，之前租出去的土地和房屋又被退了回来"。[3] 从怀特岛的神职补缺情况来看，在疫情期间，该岛所拥有的带俸神职基本上都出现过空缺，其中一部分还曾出现过多次。

---

[1] 请参阅《伊登顿主教登记簿》，第 2 卷，文档 22b。——作者注

[2] 请参阅《伊登顿主教登记簿》，第 2 卷，文档 23b。——作者注

[3] 请参阅《密函卷轴》，爱德华三世 27 年，文档 19。——作者注

朴茨茅斯镇也为贫穷所困，被迫提出了减免 12 英镑 12 先令 2 便士租税的请求，理由是"当地遭遇了法兰西人的入侵、火灾，以及其他祸端，民不聊生"。[1]"其他祸端"的意思是瘟疫所导致的悲惨局面。

灾难过去后，海灵岛不得不面临更加严峻的形势。爱德华三世曾在 1352 年提到，"在海灵岛的斯托克、东斯托克、诺斯伍德、绍斯伍德、门汉姆、韦斯顿等地，人们为了守护家园而与法兰西人对抗，并因此耗费了许多财力。有人因为难以承受而选择了离开，再加上来自海洋的威胁，岛上的土地日益荒芜，人们的生活在短期内急转直下。留守者需要承担两倍于此前的税赋。在暴发瘟疫之后，大多数人都死了。眼下，佃农与劳工不足，居民不堪重负，人们衣不遮体，食不果腹，日复一日，苦不堪言。[2]综合考虑之下，我特许南安普敦郡的征税官不必依照惯例收取税金，只需征收 6 英镑 15 先令 7.25 便士即可"。爱德华三世在 3 年之后为海灵小修道院减免了 57 英镑租税，原因是该修道院"最近困苦难当"。[3]这座由他国创建的小修道院每年都会向国家缴纳金额可观的租税，主要是为了不让位于国外的母修道院获得管理权。

当时，很多温切斯特市居民因为缴不起税而选择了离开。我们在一份资料中看到，那些常年居住在该市的人"由于承受不起税费等沉重负担而携款离开，以此躲避税收。人口流失之后，那里成了清冷之地，对于国王来说，这可不是一件好事"。[4]

---

[1] 请参阅《密函卷轴》，爱德华三世 26 年，文档 12。——作者注

[2] 请参阅《令状卷轴（原本）》，爱德华三世 29 年，文档 8。——作者注

[3] 请参阅《密函卷轴》，爱德华三世 26 年，文档 19；以及《公函卷轴》，爱德华三世 26 年，第 1 部分，文档 6。——作者注

[4] 请参阅《公函卷轴》，爱德华三世 26 年，文档 28d。——作者注

一份记录于 1350 年的《死后调查书》称，汉普郡某庄园的土地价值在疫情后大幅降低，因为租金锐减。一块面积为 80 英亩的土地的租金从 2 马克（相当于 26 先令 8 便士）减少到 2 便士；1 英亩土地的租金从 2 便士减少到 1 便士。草场的收益也少了很多，之前能租到 1 先令，眼下只能收到 6 便士租金。一块 20 英亩大的林地，之前的租金是 40 便士，当下只有 20 便士。[1]

萨里郡的情况也没有好多少。威廉·德·黑斯廷斯名下的庄园在 1349 年 3 月 12 日接受了调查。结果显示，因为大部分佃农死亡，剩下 10 名佃农共缴纳了 36 先令的房租，"剩下的房子闲置在那里，无人租住。今年的收益可想而知"。在另一次调查中，经陪审团评估，某个水力磨坊已一文不值，原因是"承租的佃农已死亡"。水力磨坊租不出去，只能闲置。一块 300 英亩大的土地也无人租种。庄园法庭颗粒无收，因为大多数人都染病身亡；来自自由佃农的收益全都没有了，"佃农们几乎无人幸免，土地全都被荒废了"，[2] 而以前这些佃农可以带来 6 英镑的收入。

与格洛斯特郡神职人员任用情况有关的记录已经遗失，不过以当地拥有的带俸神职数量为基础，我们可以大概推算出来。格洛斯特郡当时损失的带俸神职人员在 160 人到 170 人之间。温什科姆修道院的情况与别的修道院情况相同，瘟疫令他们困苦不堪，哪怕已经过去很多年，修士们依然生活得很艰辛，无力行使职责。有文件称，"由于以前管理无方，温什科姆修道院欠下一大笔债，以致当下被贫穷笼罩。因此，由国王所组建

---

[1] 请参阅土地收还官所记录的《死后调查书》，系列 1，文档 90。——作者注

[2] 请参阅土地收还官所记录的《死后调查书》，爱德华三世 22—23 年，系列 1，文档 64。——作者注

的委员会来监管收入是很有必要的。"[1]

这些资料如实记录了土地所有者们遭遇到的难题。一切都是由大瘟疫所导致的。为了能对事情有更深入的了解，让我们来看看约翰·史密斯在其著作《伯克利名人传》里是怎么说的："格洛斯特郡的哈姆庄园在1349年备受瘟疫摧残，只能花钱雇人来收割庄稼，雇佣工人的劳动日高达1144天。在劳工病亡后，庄园主只好收回了土地，要不然那些土地就会被荒废。"[2]

朗特尼小修道院地处格洛斯特郡附近。鉴于严峻的形势，修士们只好求助于赫里福德主教，希望他派给该修道院一个带俸神职。修士们对他说，朗特尼小修道院就在大道边，需要经常接待从那里经过的人，不管是有钱人还是贫困者。该修道院名下的大多数财产都地处爱尔兰境内，由于爱尔兰的情况很糟糕，所以那些财产的价值受到了很大影响。1351年10月15日，该修道院又发生了火灾，因此随时都有可能破产。倘若得不到帮助，他们就没有办法接待信众了。究其原因，"在此之前，佃农和农奴都会按年或按天向修道院庄园缴纳租金，以及替庄园干活。对于该修道院来说，有了这些收入与劳役，那些因服务于上帝而产生的费用便不是问题。然而，瘟疫犹如死神，带走了大多数劳役与佃农，租金打了水漂，而且有可能以后再也收不上来了"。[3]

在疫情结束数年之后，格洛斯特郡进行了一次调查，对象是霍斯雷小修道院。结果显示，该修道院庄园的佃农所剩无几。在那个时候，该小

[1] 请参阅《公函卷轴》，爱德华三世27年，文档17。——作者注

[2] 请参阅《布里斯托尔及格洛斯特考古学会学报》，第1卷，第307页。——作者注

[3] 请参阅《特里莱克主教登记簿》，文档102。——作者注

修道院附属于萨默塞特郡的布鲁顿修道院。陪审团的任务是调查其院长及助理为什么没能阻止修道院走向没落。他们首先看到的是，除了负担院长及修士的合理开销之外，修道院应该把剩下的收入都缴纳给布鲁顿修道院。然而，身为院长的亨利·德莱尔并没有这么做。他不但把修道院里的林木砍了，还把牛和物品拿出去卖了。除此之外，陪审团还指出，亨利·德莱尔"所卖的80头牛都是疫情期间死亡佃农的遗赠，或者贡品"。[1]

威廉·达格代尔在《沃威克郡志》里记录，格洛斯特郡当时拥有带俸神职175个，其中76个出现过人事变动，而且数个职位曾连续变动好几次。所以，在《沃威克郡志》中，我们看到了93次神职补缺。

《死后调查书》为我们描述了沃威克郡当时的惨状。灾难过去后没多久，准确地说是在1350年，沃威克郡瓦彭伯里的3座房屋、3个农舍，以及20英亩土地因为租不出去而失去了价值。奥尔斯特的某个承租人在1349年6月20日病亡，租金没了着落，领主只能收回房屋，"承租人死亡是主因"。除此之外，在威尔马科特，约翰·德·温科特之女伊丽莎白在1349年8月10日死于瘟疫。经调查，伊丽莎白的母亲在6月10日去世，两个月后，女儿也死去。在那个时候，大部分租地"因为佃农死于瘟疫"而被退回。[2]

1350年12月，某领主死亡，其庄园内本来有维兰[3]9人，每人租种

---

[1] 请参阅《布鲁顿特许状》，文档121b。霍斯雷小修道院的院长亨利把东西卖掉之后，去了罗马及威尼斯旅行。另外，调查时间为爱德华三世29年6月。——作者注

[2] 请参阅土地收还官所记录的《死后调查书》，系列1，文档240。——作者注

[3] 威廉一世在1086年对英格兰农村进行了一次调查，详细登记了王室产业与大佃户的情况，并将原始记录与提要编辑存档，形成了著名的《末日审判书》，书中将依附于王室与大佃户的一部分农民称作维兰。——编者注

的土地为半威尔格左右，年租金为 8 先令。后来，其中 5 人染病身亡，所租土地被荒废。这位领主名下还有另一座庄园，里面有佃农 4 名，每人租种的土地为 6 英亩，后来死了两人。格丽特·德拉贝什所是惠特彻奇庄园的所有人，1349 年 10 月死于瘟疫。庄园法庭未收到分文租金，原因是庄园里的全部房屋都被退回到领主手里。1351 年 5 月，一个位于牛津郡境内的庄园在其领主死亡后遇到了一个难题：18 个自称享有庄园所有权的人陆续死了 8 个，而后便无人愿意管理庄园。该庄园本来拥有农奴 6 人，年租金为每人 14 先令，后来有 3 人染病身亡，土地荒废。[1]

关于修道院在瘟疫过去后的窘境，实例还有很多。西多会的布鲁恩修道院被逼无奈在 1350 年求助于爱德华三世，希望国王严加管理膳食采办等王室官员，因为这些人总是强行居住在修道院里。这一请求得到了爱德华三世的恩准，"布鲁恩修道院近来处境艰难，假如不答应他们的请求，那么这座修道院恐怕很快就会破产，修士们将无处安身"。[2] 然而，国王的施恩并未起到多少作用，3 年之后，一个三人委员会接手了这座修道院，"以免它破产"。[3]

圣弗丽德丝维德小修道院位于牛津郡，情况和其他修道院差不多。从该修道院院长的死亡时间来看，牛津郡或许在 1349 年 5 月就暴发了瘟疫，而且死亡者众多。这座小修道院死了很多佃农，以致收入大跌。3 年之后，该修道院认为应该由某个委员会来管理院内财务。据我们所知，"因为经营无方，以及各种突发情况，圣弗丽德丝维德小修道院背负了大笔债

---

[1] 请参阅土地收还官所记录的《死后调查书》，系列 1，文档 103。——作者注

[2] 请参阅《公函卷轴》，爱德华三世 25 年，文档 16。——作者注

[3] 请参阅《公函卷轴》，爱德华三世 25 年，文档 10。——作者注

务"，几近破产，修士们随时可能被遣散。[1]

"1349 年暴发的大瘟疫"导致牛津郡某个修道院庄园几乎失去了全部佃农，"唯有两个佃农活了下来。假如院长尼古拉·德·利普顿没有和这两人，以及有意向的新佃农们签署协议，庄园里恐怕会空无一人"。[2]

下面是发生在英格兰另外两个地方的事情。

灾难过去后，巴灵思修道院在 1351 年因经济状况不佳而被迫申请减免租税。尽管他们的申请理由是修建新教堂，不过"各种原因所致的贫穷"依然是主因。我们在一份《死亡调查书》里看到了如下描述。瘟疫肆虐，大量佃农染病身亡，剩下的则穷困不堪；花 40 先令就可以租到 2 卡勒凯特土地。"出于相同的原因"，之前租金为 2 英镑的磨坊已变得毫无价值。

税务官员们的工作史无前例地难以展开。土地收还官在申请减免税金时表示，几乎没有人在 1350 年租种土地。无论是位于托斯特周边的盖顿，还是地处布拉克利 10 英里开外的威登、韦斯顿、莫顿等地，都"由于瘟疫流行"而找不到佃农种地。土地收还官还特别指出，他没有要求人们缴纳租金和遗产税。[3]

---

[1] 请参阅《公函卷轴》，爱德华三世 28 年，文档 3。——作者注

[2] 引自《星期六评论》1886 年 1 月 16 日刊，《庄园》一文。——作者注

[3] 请参阅档案局所存的《财政大臣债务征收官备忘录》，爱德华三世 25 年。——作者注

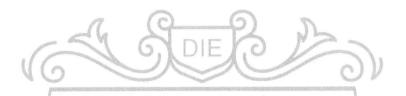

第十章

黑死病：改变了历史

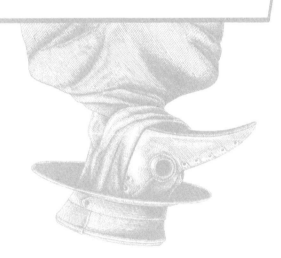

　　我们在前文中概述了 1349 年大瘟疫的情况，不难看出，英格兰遭受了重创。对此，研究过该时期相关史料的人多少都有所了解。事实上，他们无不认为，英格兰与威尔士因疫情而失去了半数人口。

　　总地说来，病亡者占比很大。令人遗憾的是，我们很难统计出具体的死亡数字，哪怕是个概数。眼下所得到的数据尚不足以让我们推算出准确的死亡人数。基于疫情结束大概 27 年之后，即 1377 年的补助金档案，我们推断出，在爱德华三世执政的最后一年里，英格兰与威尔士的总人口为 235 万。在这 27 年里，两地还暴发过多次瘟疫，有的规模较大，有的规模较小，例如 1361 年的那场灾难。在人们看来，1361 年瘟疫的规模可以说仅次于 1349 年大瘟疫，与此同时，英格兰还得应对和法兰西的战争，以至于人口锐减了 10%。可以肯定的是，在 1349 年大瘟疫过去之后的 30 年里，死亡人数与新增人口大致相当。在我们看来，英格兰在疫情结束后的人口数量为 250 万。若真如此，那么英格兰在瘟疫暴发前的人口数量大概在 400 万到 500 万之间，其中半数人死于瘟疫。[1]

---

[1] 请参阅托马斯·阿米欧所著的《爱德华三世时期的英格兰城市人口》，收录于《考古学报》第 20 卷，第 524—531 页。——作者注

我们的观点是英格兰在疫情期间损失了半数人口。尽管如此，包括已经去世的索罗尔德·罗杰斯教授在内的一众知名权威人士的看法却是，英格兰在 1349 年时只有不到 250 万人，"或许少于 200 万"。[1] 作为一位知名学者，威廉·坎宁安博士在最近表示："针对该时期人口数的研究有了结论，但和之前学者的研究结论大相径庭：第一，自 1377 年起，直至都铎王朝时期，英格兰全国总人口基本上都超过了 200 万；第二，考虑到 1350 年至 1377 年期间的社会环境，人口增长不可能很快；第三，在爱德华三世执政初期，人口没有亨利六世时代那么多。"[2] 由此可见，就英格兰在黑死病暴发前的人口数量而言，威廉·坎宁安博士的判断与我们的初步估算十分接近。索罗尔德·罗杰斯先生则没有对人口数量进行统计，而是选择以土地作为研究对象来判断人口规模，他的结论是，耕地的产出只够维持一定规模人口的生存，就此他对人口规模也做出了判断，即当时的耕地无法再支持更多的人口。

对于整个英格兰来说，这场瘟疫最直接也最突出的影响是，其所造成的后果堪比任何一次社会革命。不管在什么地方，受灾最严重的一定是贫困者，尽管有钱人也损失惨重。正如索罗尔德·罗杰斯教授所说："大家都知道，死于黑死病的贫困者远多于有钱人，至少在英格兰是这样。这是可以理解的。贫困者生活在棚屋里，那里脏乱、封闭、狭小，没有通风的窗户，而且不点灯就没有光。他们平时只有汤喝，衣服是麻布做的，很少吃蔬菜，一年里有 6 个月在吃腌肉。由于条件艰苦，卫生状况堪忧，因

---

[1]　请参阅《黑死病来袭前后的英格兰》，发表于《双周评论》第 8 卷，第 191 页。——作者注

[2]　请参阅威廉·坎宁安所著的《英国工商业史》，第 304 页。——作者注

此他们很容易感染上坏血症、麻风病等重疾。"[1]

对于劳工们而言，毫无疑问，瘟疫所造成的最大影响莫过于，幸存者的劳动强度更大了。在英格兰，各地都找不到足够的劳工来种地、收割，以及放牧。在很长一段时间里，对劳工的需求一直未能得到解决。后来，领主们总结了经验，终于明白，在瘟疫的影响下，以往的耕种方式和土地制度都不可能再延续下去。

领主们在这个时期度日如年，不得不自己想办法解决问题。所有租金都减半了。好几千英亩的土地租不出去，收益为零。在农舍里、磨坊里、房屋里，看不到一个佃农；果园、菜地、庄稼地成了荒地。而后，物价开始上涨。索罗尔德·罗杰斯教授告诉我们，领主们无奈之下提高了产品价格，涨幅达到"50%、100%，甚至200%"。铁器、食盐、布料的价格涨了一倍。鱼类，特别是时人酷爱的鲱鱼价格高昂，鲜有人负担得起。威廉·迪恩是罗切斯特的一名修士，他说道："很难买到鱼。人们只能在星期三吃肉了。[2]当时有个规定，4条鲱鱼的价格不能超过1便士。然而，在大斋节的时候，鱼还是很难买到。很多原来过得不错的人而今只吃得上面包与浓汤。"[3]

---

[1] 请参阅《双周评论》第8卷，第192页。那时候的情况的确如此，不过我们也需要做些说明，要不然大家或许会对英格兰农民在中世纪时的生活产生误解。实际上，索罗尔德·罗杰斯所提到的这种情况在当时的各阶层中都很常见。威廉·坎宁安博士（请参阅《英国工商业史》，第275页）所做的描述更准确一些："饮食只是生活的一部分，虽然普通农人的生活环境并不好，不过他们的饮食及娱乐实际上更丰富。"——作者注

[2] 当时有规定，人们在星期三、星期五以及某些宗教日必须遵行斋戒，只能吃蔬菜和鱼，肉、牛奶等不能吃。——编者注

[3] 请参阅大英博物馆所藏的《科顿手稿》，福斯蒂娜部分，B.v分部，文档99b。——作者注

对于大部分人而言，这场瘟疫无异于巨大的灾难，然而对于一小部分人来说，它却带来了一些机会。领主们身陷困境，劳工们却看到了希望。在很多地方，劳工的报酬都涨了不止一倍。尽管国王与枢密院颁布了相关禁令，要求劳工不得提出加薪，领主也不得擅自加薪，然而效用微乎其微。爱德华三世颁布的第一条相关法令俨然成了摆设，后续出台的多项法令也无法落实，而且导致民怨四起，这也证明了，法律是无法抑制劳动报酬上涨的。爱德华三世认为"在瘟疫及其他各种因素的作用下，大部分乡村贫困潦倒，余下的则成了荒地"，所以特此规定，假如劳工在最近3个月中得到了报酬，那么可以用罚款——要求加薪的劳工，和擅自加薪的领主所缴的罚款——冲抵什一税或十五取一税。[1] 然而，税收官员却报告说，"罚款无法征收"。[2] 实际情况大概是这样的：领主们没有钱交给国王，所以找了个借口，说劳工薪酬超过了往年。爱德华三世反对加薪的目的是为自己收税，可不是在为有钱人考虑。不过没过多久，他就发现了问题，"工人、劳工、仆人对法令毫不顾忌"，有的要求将报酬恢复至疫情期间或之后的水平，有的要求增加收入。受爱德华三世之命，法官把违令者关进了大牢，但事态不但没有好转，反而开始恶化。凡是实行上述法令的地方都在不久之后被贫穷打倒，原因是本就不多的劳工，以及按照市场价格雇佣劳工的雇主们都身陷囹圄。[3]

---

[1] 请参阅档案局所存的《令状卷轴（原本）》，爱德华三世26年，文档27。——作者注

[2] 请参阅档案局所存的《令状卷轴（原本）》，爱德华三世26年，文档19。——作者注

[3] 请参阅档案局所存的《令状卷轴（原本）》，爱德华三世26年，文档25。——作者注

这一情况被亨利·奈顿记录在册："国王下达了命令，各郡劳工，包括受雇的收割者在内，不得要求加薪，违令者将被处罚。然而，劳工们看上去意气风发、斗志昂扬，对法令毫不在意。雇佣者别无选择，只能按劳工的要求支付工资。雇主们怎么会眼睁睁地看着丰收的庄稼无人收割，他们只能向劳工妥协，因为只有这样，他们的高傲与贪欲最后才能得到满足。在听说这些情况后，国王对涉事的修道院院长、领主和庄园主进行了处罚。他们必须缴纳大笔罚款，因为他们给劳工们涨了报酬，从而违反了法令。罚款金额因人而异，视经济能力而定，100 先令、40 先令、20 先令都有。除十五取一税之外，每 1 卡勒凯特土地还得上缴 20 先令租税。"

"很多劳工被抓，还有一部分跑到森林中躲了起来。被抓的劳工缴不起巨额罚金，因此很多人不得不以发誓不再要求加薪的方式换取自由。城镇里的工匠们也受到了类似的处罚。"[1]

以上是疫情结束后出现的劳工短缺现象。我们接下来看到的是罗切斯特郡威廉·迪恩留下的资料。那个时期，"在英格兰，各个行业都缺人手，荒废的土地超过了 1/3。无论是国王、法令，还是执法者，都无法控制劳工与熟练工的行为，惩罚无济于事"。[2] 我们在那一时期的官方文件里看到了不少实例。劳工们团结一致，要求加薪，不愿以瘟疫暴发前的薪资水平受雇。瘟疫让幸存的劳工成了"奢侈品"。当时的法令对劳工们行为的描述是："充满恶意的阴谋"。同样地，幸存的佃农也不接受以既往金额支付地租，并表示若租金没有明显减少，就会选择离开。于是，如前文所述，

[1] 请参阅罗杰·特怀斯登所著的《早期英国史》，第 2699 栏。——作者注

[2] 请参阅大英博物馆所藏的《科顿手稿》，福斯蒂娜部分，B.v 分部，文档 98b。——作者注

领主们不得不把租金减少了 1/3，"若非如此，佃农们就会离开，土地就会荒芜"。[1]

一方面，佃农和劳工都坚持要求加薪；另一方面，国家立法机关对幸存者的"罢工"束手无策，于是没过多久，领主们就对原有的农耕制度——领主负责提供农具，管家负责田间管理——失去了希望。正如索罗尔德·罗杰斯教授所说，"疫情结束后，这种由管家负责田间管理的农耕制度难以为继，慢慢被土地租赁制取代"。一开始，考虑到有佃农愿意种地却囊中羞涩，所以部分土地所有者便为这类佃农提供了种子和牲畜。新制度逐渐形成并得到延续，到了 14 世纪末，我们熟知的土地租赁制正式诞生。不同于现在的土地租赁方式，那时候的土地所有权是不可更改的。有的领主不愿放弃旧制度，虽然也有些成效，不过在历史洪流面前只是杯水车薪。到了 15 世纪初，英格兰的土地所有制发生了翻天覆地的变化。究其原因，一是 1349 年暴发的大瘟疫，二是活下来的劳工组织起了至关重要的"工会"。抵制工会的法令将其称为"同盟、共谋、聚众、集会者、缔约者、结盟者"。

佃农和劳工随即发现他们并不是弱小的群体，并在对抗领主的过程中逐渐占据了主导地位。在此后的 30 年里，虽然领主们想尽办法，但那种源自中世纪的农奴制还是被推翻了。实际上，在大瘟疫暴发之后，农奴制就逐渐走上了末路。佃农和劳工在 1381 年发动了农民起义，并由此得到了真正的解放。不过，直到最后，土地所有者们似乎都未意识到这种急迫局面的严峻性。他们一如既往地要求庄园里的佃农缴纳租金，而且没有对征收方式进行调整。他们努力地维持着农奴制，想让佃农继续依靠租种

---

[1] 请参阅档案局所存的《女王债务征收官司库账簿》，第 801 捆，文档 1。——作者注

土地过活。在旧制度遭遇威胁的时候，议会毫无办法。不过，从那时候留下的布道词中可以看到，神职人员对决心为自己和后代争取自由的劳苦大众给予了支持。理查二世在继位后的第一年里颁布了一项法案。该法案开篇即提到："在某些势力的挑唆和怂恿下，维兰们拒绝向领主缴纳租金，拒绝替领主干活。那些教唆犯[1]，以及替人打官司并从中牟利者从维兰和佃农那里得了好处，拿《末日审判书》中的先例作为依据，宣称维兰和佃农可以不缴纳税赋，不承担劳役，不接受贫穷。然后，维兰们联合了起来，认为只要团结一致，武力抗争，就可以让领主妥协。"这里所说的或许就是劳工从神职人员那里得到了建议与鼓励。

土地所有权发生了改变，于是我们看到了这样一个结果。在大瘟疫汹涌而来之前，土地通常会被分割成小块用作出租。索罗尔德·罗杰斯教授为我们提供了一个发生在某个堂区里的实例。在那里，所有人都拥有土地，有的多一些，有的少一些。在英格兰的庄园里，这种情况比比皆是。索罗尔德·罗杰斯教授认为，"那时候，土地被分租是很平常的事"。时至今日，法国仍沿用着这种耕种方式，就像英格兰在5个世纪以前所做的那样。虽然土地被分租给了各个佃农，不过大多都没有围栏，依旧相互连通。由于土地分割不明确，大量佃农在一起种地，因此抱怨之声层出不穷。后来，瘟疫带走了很多佃农，再后来，为了促进生产，在新租赁模式形成之后，田间竖起了栅栏。这也是如今英国农田区别于他国农田的重要标志。

瘟疫将人和土地分离开来。其实在农奴制被推翻之前，人们就挣脱了土地的束缚。在农奴制被推翻之后，一批大地主在英格兰应运而生，而在别的国家，我们看到的是自耕农的大量涌现。

---

[1] 指的是神职人员。——编者注

需要说明的是，这里的"地主"所指的并非现代人所理解的土地之"主"。根据当时的习俗及土地所有制，这种拥有土地的形式是无法被当时的人所理解的。那一时期的土地所有权发生了巨大变化，并在一定程度上催生了当下的土地所有形式。

瘟疫肆虐之下，英格兰的各个领域，例如教育、艺术、建筑等都或多或少地受到了打击。在一段时间内，大学教育受到了影响，除此之外，《什鲁斯伯里史》中还提到："这场瘟疫还影响了人们的语言。从诺曼征服开始，直至瘟疫来袭之前，英格兰的贵族和绅士们一直说法语，包括孩童在内。起码雷纳夫·希格登在其著作《历代记》里是这么说的。然而，在这部著作的译者约翰·特里维萨口中，在'第一次瘟疫'暴发之后，事情'出现了一丝变化'。一位名为康沃尔的校长率先开始用英语讲课。不久之后，人们纷纷竞相仿效。约翰·特里维萨在 1385 年写道，这已经成为普遍现象。在那个时候的基督教国家里，青少年教育是教会的重要职能之一。由于死于瘟疫的教会人士实在太多，因此康沃尔校长不得不改变了教学方法。若不是瘟疫无情，他或许永远也没有机会做出这样的改变，而这一改变为英国文学史上的巨变拉开了帷幕。"

瘟疫对建筑造成的影响随处可见。一部分建筑尚未完工便被废弃，一部分建筑一度停工，后来又以新风格——瘟疫暴发后的建筑风格——修建完成。约翰·查尔斯·考克斯博士在其作品《德比郡教堂札记》里写道："包括英格兰人在内，欧洲人无不谈瘟疫色变。艺术等领域的发展一度停滞。有的建筑半途而废了，例如位于雅茅斯的圣尼古拉大教堂，其西楼上的两座高塔因瘟疫的到来永远完不了工了。通过仔细观察，我们可以看到，14 世纪所修建的教堂要么是二次修建的，要么修了很久，原因自然和瘟疫有关。毫无疑问，位于泰兹韦尔的那座赫赫有名的教堂正是受疫情影响才修建了好几年。英格兰有很多未完工的建筑，也有很多停工后再建的建筑，而这一切都是瘟疫造成的"。[1] 在此，我们要对这种情况做些解释，实际上，疫情期间所使用的彩色玻璃不同于往日，除了制造受到影响，出产断断续续之外，玻璃的风格也有所改变。

我们在前文中对神职人员的死亡数量做过推算，相较于普通人，我们所获得的与神职人员有关的数据更确凿一些。在前面几章里，我们还分析了疫情期间各郡神职补缺的情况，虽然某些地方的具体数据无从考证，不过史料中有记载，当时有半数带俸神职出现过空缺。基于此，我们估计死于瘟疫的带俸神职人员在 5000 人左右。正如我们所知，这一数字并不全面，想要知道具体的死亡人数，还得将死亡的专任神父、附属小教堂神父、修道院修士，以及其他神职人员计算在内。

通过对比带俸神职人员与不带俸神职人员的死亡比例，我们也可以判断出死亡人数。例如，据温切斯特主教登记簿记录，在 1346 年至 1348 年期间，当地年均有 111 人成为神职人员 [2]，年均任命神职人员 21 位。由此可见，不带俸者与带俸者的比例在 4∶1 左右。基于此，如果带俸神职人员死了 5 千人，那么宗教机构中所有死亡神职人员的数量可能达到了 2 万 5 千人。

数字看起来令人震惊，不过并不意味着夸大其词，不要忘了，因为特殊的工作性质，神职人员很容易被感染。修士们同住在修道院中，这让

---

[1]　请参阅《德比郡教堂札记》引言，第 9 页。——作者注

[2]　在成为神父的人中，有一部分来自其他教区。同样地，按照教会规定，温切斯特的神父也可以到别的教区担任神父。因此，在我们看来，英格兰的情况尚算均衡。就像我们在前文中所说的那样，伦敦教区在 1362 年至 1374 年期间，准确地说是在那 12 年里，非修道会神职人员与修道会神职人员成为神父者的比例在 6∶1 左右。——作者注

瘟疫有了可乘之机。令人疑惑的是，大多数主教们都活了下来，而且有资料显示，他们很敬业，一点也没有退缩或逃离。马赛在 18 世纪暴发了一场瘟疫，而主教活了下来，为此，有人创作了两行诗。英格兰的情况正如那两句诗所说：

> 大自然病了，死亡随风而来，
>
> 马赛主教吸入的空气，为何洁净无害？[1]

假设神职人员占总人口的 1%，疫情期间的死亡人数为 2 万 5 千人，且死亡率与非神职人员相同，那么据推算可知，死于瘟疫中的英格兰人约有 250 万。显然，这一数字和前文的结论一致。在前文中，我们在爱德华三世执政末期人口规模的基础上，得出了相关结论。这再次证明，在瘟疫来袭前，英格兰大概有 500 万人。[2]

瘟疫无疑对教会影响极大。对此，我们将进行简要论述。显而易见，在失去如此多的神职人员之后，教会的传统受到了挑战，教化工作也举步维艰。除此之外，在迫切的需求面前，主教们不得不启用了一批经验不足的年轻人员，从而对此后数代人造成了不可磨灭的影响。教皇克雷芒六世曾收到约克大主教的申请，希望获得如下权力：可以随时任命神职人员，并可以忽略跨级别任命所需要间隔的时间。这一请求得到了教皇的批准。

---

[1] 请参阅亚历山大·蒲柏所著的《论人》，第 107—108 行。——作者注

[2] 索罗尔德·罗杰斯的看法是，英格兰在 1348 年的时候大概只有 250 万人。他是以男女比例为基础得出的结论。用他的结论来推算的话，神职人员与非神职人员的比例为 1∶25，显然不切实际。——作者注

另外，经教皇克雷芒六世许可，诺威奇的贝特曼主教得以任命堂区主持60人，虽然当中有的人才21岁，而且"只是修士"，因为教区内的堂区教堂，以及别处的教堂找不到人主持日课。

莱斯特郡的亨利·奈顿修士是幸存者之一，他留下的文字告诉我们："各地都遇到了神父数量不够的问题。很多教堂的日课、弥撒、晨祷、晚祷、圣礼和圣餐都被迫取消。几乎所有教堂都必须给出不低于10英镑或10马克的报酬才能找到神父，要知道在瘟疫暴发之前，神父是足够多的，而且报酬一般都是四五马克，或者2马克加食宿。[1]想要给堂区找个代理主持，起码也要20英镑，或者20马克，要不然就找不到人。疫情结束后的一段时间里，很多因瘟疫而失去妻子的人被授予神职，而且其中很多人都没什么文化，以前根本不是神职人员。他们只是照本宣科，完全不知道自己在讲什么。"[2]

因为神职不能空缺得太久，所以很多神职人员都得到了快速晋升。例如，我们在温切斯特教区的主教登记簿中看到，很多无等级的神职人员被任命了带俸神职。1349年，有不少于19位各教堂当职人员被提拔，1350年则有8人。这27位神职人员在短时间内被授予副执事、执事、神父之职，其间忽略了服务于上帝的时间[3]，这无疑是不合规的。

值得一提的是，在以往，很少有人先被授予神职，而后才晋升为神父的。所以，我们可以看到，在温切斯特市的各个教堂中，除了这场大瘟

---

[1] 据托马斯·阿米欧说，神职人员的报酬比士兵还低。一个步兵的日薪为3便士，以年薪计为7马克；一个骑兵的日薪为10便士，或者12便士。乔叟口中的堂区神父，虽然"思想高洁，工作努力"，但收入微薄。——作者注

[2] 请参阅罗杰·特怀斯登所著的《早期英国史》，第2699栏。——作者注

[3] 请参阅贝金特先生的手稿，收录于主教登记簿的摘要中。——作者注

疫及 1361 年瘟疫所造成的巨大人员损失外，从 1349 年到 1361 年，成为神父的只有八九个人，详见下表：

1346	1348	1349	1350	1351	1352	1354	1359	1361	1352	1363
1	1	19	8	4	1	2	1	5	1	1

巴斯和韦尔斯教区的主教登记簿也为我们提供了两个实例。因为神父太少，主教们忧心忡忡。先来看第一个实例，有人被授予了最低级别的神职，而他的妻子没有如前人那般被送进修道院，而是"因年迈，不会旁生枝节"[1]而被要求发誓余生忠贞不渝即可。再来看第二个实例，作为欣顿布鲁特堂区的代理主持，亚当被允许在礼拜日及宗教节日，前往威廉·德·萨顿小教堂主持弥撒，虽然他在所属教堂中早已主持过弥撒。[2]

还有件事看上去颇为怪异，或许也与神父太少有关。伊利在 1352 年12 月组织了一场授职仪式。当天，有 4 人成为神父，而其中有两人只是普通修士。新神父们进行了宣誓：服从主教及其继任者，承诺"愿意接受任用，为堂区内任一座教堂主持工作"。[3]

诸如此类因为找不到人补缺而让平信徒顶替的情况屡有发生。在温切斯特就出现了两次。透过这一现象，不难想见，一方面那时的确缺少神父；另一方面中世纪的主教们十分虔诚也十分谨慎，生怕邪恶会乘虚而入。大名鼎鼎的温切斯特主教怀克姆的威廉于 1385 年 6 月 24 日，在位于温切

---

[1] 请参阅《哈利手稿》，第 6965 号，文档 145（即 1349 年 7 月 7 日的记录）。——作者注

[2] 请参阅《哈利手稿》，第 6965 号，文档 146b。——作者注

[3] 请参阅大英博物馆所藏的《科尔手稿》，第 5824 号，文档 23b。——作者注

斯特朱瑞大街的圣米迦勒教堂，要求代理主持罗杰·迪恩爵士向圣福音发誓：他将在未来 12 个月里努力学习，参透信仰的教义，了解需要帮主教做的各种事务，掌握十诫、七善行、七宗罪、教堂里的各种圣事，以及如何主持圣事和施洗礼，等等。这些事项都源自佩卡姆大主教所做的规定。[1]主教在 1385 年 7 月 2 日要求约翰·科比特在当年圣米迦勒节之前，学习并掌握上述内容，并在 1385 年 6 月 2 日将约翰·科比特任命为汉普郡布拉德利堂区的主持。至于罗杰·迪恩爵士，身为诺福克郡赖斯顿堂区主持的他在 1358 年 6 月 21 日被授予了带俸神职，为他授命的是诺威奇主教。在这之后的第三天，怀克姆的威廉主教便对他提出了上述要求。[2]

我们已经知道，瘟疫带给教会的一个大麻烦是神职候选人变得越来越少。拿温切斯特教区来说，在 1346 年至 1348 年期间，年均有 111 人成为神父；从 1349 年之后到伊登顿主教逝世，也就是到 1365 年的这 15 年当中，年均只有 20 人成为神父；在 1367 年至 1400 年期间，虽然有怀克姆的威廉这位满怀激情与虔诚的高级教士坐镇，年均也只有 27 人成为神父。进入 15 世纪之后，人数又减少了一些。[3]

这绝非个例，其他地方的教会也遇到了这样的难题。据伊利主教登记簿称，在 1349 年之前 7 年与之后 7 年里，当地平均每年被授予神父者分别有 101.5 人和 40.5 人。毫无疑问，1349 年没有举行神职任命仪式。在 1374 年至 1394 年期间，年均只有 14 人成为神父。实际上，在这 20 年里，

---

[1]　学习主祷文之类的宗教材料究竟意义为何，请参阅我写的《英格兰 14 世纪与 15 世纪的宗教教育》一文，收录于《都柏林评论》1893 年 10 月刊，第 900 页。——作者注

[2]　收录于贝金特先生的手稿。——作者注

[3]　在 1400 年至 1418 年期间，年均有 17 人成为神父；在 1447 年至 1467 年期间，年均有 18 人。——作者注

成为神父者一共是 282 人，其中大多数原属别的教区，来自修道会的有161 人，占比 50% 还多。由此可见，伊利教区被授予神父职级的人并不多。

赫里福德教区也有这样的实例。该教区在 1349 年之前有很多人成为神父。在 1346 年 3 月 11 日这天，共有 438 人成为不同职级的神职人员，其中有 89 人成为神父，而当中又有 49 人被安排到该教区工作。特里莱克主教在 1346 年 6 月 10 日宣布，莱德伯里堂区教堂推荐的 451 人中有 148人成为神父，其中 56 人获得了该教区的神职。在 1346 年，有 319 人成为神父，当中半数被安排到所属教区就职。[1]1349 年的情况和 1346 年基本一致。而后，有 371 人在 1350 年成为神职人员。实际上，在 1353 年之前，一直有很多人在当地成为神职人员，不过大多数来自别的教区。与温切斯特教区和伊利教区情况相同，赫里福德教区授予的神职人员在数量上也出现了下滑。在 1345 年至 1349 年期间，年均人数为 72 人，而在那之后的 5 年里，年均人数又减少至 34 人。在特里莱克主教在任的最后一段日子里，这一数字从未多过 23 人。

以上三个实例告诉我们，教会神职人员的补充受到了极大影响。究其缘由，不言自明。在瘟疫暴发之后，死亡人数与日俱增，活下来的人不得不面对更多的工作，随着工作量的增加，报酬也开始增长，虽然国王下令不得加薪。但实际上，对于神职人员而言，劳工报酬的增加也影响了他们自身的职业发展。瘟疫肆虐之下，英格兰不幸地失去了大量人口，而英法战争又进一步激化了人口问题，这方面的需求日益加大；此后又出现了社会动乱与玫瑰战争，人口问题变得更加尖锐。直到都铎王朝时期，这一局面才有所缓解。

---

[1] 请参阅特里莱克主教登记簿，文档 180。——作者注

　　在疫情结束之后，无论是牛津大学还是剑桥大学都在一定程度上遇到了生源不足的问题，这件事我们在前文中已经谈到过。不可否认的是，因为牛津大学学生和当地人发生了冲突，所以事态变得更严重了。作为教会教育的核心，牛津大学的情况越来越糟糕。在疫情结束 5 年之后，爱德华三世无奈地要求主教们重视一下牛津大学的问题。可想而知，牛津大学的状况有多糟糕，以至于国王都看不下去，不得不对主教们提出要求，以帮助它重整旗鼓。爱德华三世为此还颁布了一则谕令："我很清楚，天主教信仰的发展离不开学富五车的教士，治国治民有赖于严谨的教士。我真诚地希望，教会中人能越来越多，教士们的德行能越来越高尚，知识越来越先进，特别是在英格兰。牛津大学原本是教士们学习知识的殿堂"，而今却受人唾弃，不复往日辉煌，好似一棵"结不出果子来的无花果树"。[1]如前文所述，牛津大学在此后将近 50 年的时间里始终一蹶不振。[2]

　　对于当时非修道会神职人员与修道会神职人员的关系，以及数量的比例，人们的确有很多错误的认识。有一种观点是，修道会神职人员在 14 世纪后半叶逐渐减少，意味着同时期的神职人员也在减少。持这种观点的人觉得，在 14 世纪上半叶的英格兰，就人数与影响力而言，修道会神职人员在教会系统中占据着主导地位。不过，进入 14 世纪下半叶后，不仅其人数在减少，其重要程度，以及公众评价也都在降低。他们给出了一系列证据，足以表明修道会神职人员越来越少，以及在 14 世纪后半

---

[1]　特里莱克主教登记簿，文档 163。——作者注

[2]　牛津大学中的坎特伯雷学院是由西蒙·伊斯利普大主教创办的，旨在提高教士们的素养，为他们提供一个新的进修地点（请参阅大卫·威尔金斯所著的《大不列颠及爱帕尼亚宗教会议》，第 3 卷，第 52 页）。同样地，怀克姆的威廉也创办了学校与学院。——作者注

叶创办的宗教机构几乎都是学院，而非修道院。这种看法并不正确。在中世纪的其他国家，教会的中流砥柱依旧是神职人员，起码在数量上，以及服务于信众这方面的确如此。不过，英格兰却有些特立独行。在当时的英格兰，教会的主要力量并非神职人员。之所以有人会对此产生误解，是因为他们只看到修道院建造了一座座大型建筑，以及一部分修士在教会中扮演着举足轻重的角色。他们没有看到的是，一方面，大型修道院实际上相对较少；另一方面，在庞大的教会体系中，修道会神职人员的占比其实很小。

很多人都对中世纪生活感兴趣，但其中一部分人并不能很好地将理论和实际区分开来，并总是抱着强烈的主观意识在审视那个时代。为了让这些人看清真相，我们来看一组数据。在 1344 年至 1345 年期间，约克教区有 271 人成为神父，修道会神职人员占了 44 人；在那个时期，托钵修会及其活动层出不穷。据斯塔佩尔顿主教登记簿记载，在 1301 年至 1321 年期间，埃克塞特教区共有 703 人成为神父，其中修道会神职人员有 114 人。由此可见，在成为神父的人中，非修道会神职人员与修道会神职人员的比例超过了 6:1。

在研究宗教机构发展方向的过程中，上述事实至关重要。13 世纪的主流思想是理性思考。教会管理者也意识到，让在任的大多数乃至全体神职人员接受教育意义重大。那时候的英格兰遍地都是修道院。后来，1349年大瘟疫带走了很多教士。虽然急需神职人员，可修道院自身难保，无暇顾及人员补充的问题。除此之外，死于瘟疫的神父也不少，这无疑是雪上加霜。在 1350 年至 1500 年的 150 年间，无数学院横空出世，一部分是大学，一部分是旨在培养非修道会神职人员的乡村学校，譬如斯托克 - 克莱尔乡村学院、阿伦德尔乡村学院，等等。大大小小的学院在英格兰拔地而起，而这一切的源头便是瘟疫。然而，我们不应就此认为修道院已经没落了，已经完成了它的使命，所以才会越来越少，而且旧的去了，新的也没来。关于修道院已经没落的看法，到底对不对呢？只需回顾一下在 14 世纪上半叶与下半叶成为神父者中的非修道会神职人员数量和修道会神职人员数量就可以知道。数据告诉我们，这种看法是不正确的。我们在巴斯和韦尔斯教区主教登记簿中看到，在 1443 年至 1523 年的 80 年里，一共有 901 人成为神父，在这当中，非修道会神职人员有 679 人，修道会神职人员有 222 人，比例为 8.5:2.7，约等于 3:1。[1]

与社会工作者一样，幸存的教士们也希望教会能提高报酬。基于时代背景，以及很多信众死于瘟疫，彼时教士们可以说收入微薄，因此我们不应该对他们多加指责。毕竟，要求加薪的背后是人员的大幅减少。然而在那个时候，就像劳工们受到限制一样，教士们的请求也没有获得国王、议会、大主教及各位主教的支持。伊斯利普大主教曾致信各位主教，称应该利用法律来惩治"出格的贪婪"，除非"世上已经没有仁爱一说"。他在信中说道，"我耳畔回响着人们的怨言，而经验——这世上最优秀的老师——也在对我说，活下来的神父们并不认为自己受到了上帝的眷顾，也不认为造福上帝的子民是自己的使命"，他们如劳工们一般贪婪，对助理神父的艰难视而不见，一面霸占着众多利益制高点，一面索取更丰厚的报

---

[1] 从 1362 年算起，直至 1374 年，被伦敦教区主教萨德伯里授予神父职级的非修道会神职人员一共有 1046 人，修道会神职人员有 456 人，比例是 2.3：1；在 1381 年至 1401 年期间，被布雷布鲁克主教授予神父职级的非修道会神职人员有 584 人，修道会神职人员有 425 人。就伦敦教区平均每年新晋神父中非修道会神职人员的人数而言，在 1362 年至 1374 年期间不少于 87 人，在 1381 年至 1401 年期间只有 29.2 人。至于修道会神职人员，在 1362 年至 1374 年期间是 35 人，在 1381 年至 1401 年期间为 21.2 人。类似的情况还出现在了约克省各个教区的主教登记簿中。——作者注

酬。此类事件若不及时杜绝，恐怕"整个教区及教省内的很多乃至大多数教堂、堂区教堂、小礼拜堂都会陷入无人执掌的窘境"。鉴于此，大主教下令禁止任用要求加薪的神父，而负责日常教务的教士们也必须接受既定报酬。无论是劳苦大众还是神职人员都受到了法律的约束，对自由的向往让普通民众与教士们走到了一起，团结一致，抱团取暖。

因为缺少教士，兼任神职的情况时有发生。对于教会来说，想要找到合格且有能力的人来担当重任、履行要职绝非易事，只有了解了这一情况方才能明白，为何兼任神职的现象会频频出现。举例来说，在疫情结束后，怀克姆的威廉于1361年成为教会成员，并且担任了好几个职务。这说明，在那个时候，有很多神职都是兼任的。受疫情影响，教会找不到足够多的任劳任怨的专业人才，只能让高级教士身兼数职。

在经历了一场大灾难之后，英格兰教会举步维艰。尽管如此，依然有许多迹象表明，教会管理者们并没有丝毫懈怠，一直在想办法让教会恢复正常运转。很多热忱的宗教团体从教会那里获得了神职，各个教堂也获得了更大的自主权。

对于瘟疫带给修道院的困扰，我们已经谈论了很多。灾难过去后，无论哪个级别的神职人员都鲜有新人加入。修道院迟迟未能走出瘟疫留下的阴影。另外，修道院在经济领域内的地位此后长期被削弱，原因主要是修道院内佃农大量死亡导致的土地所有制变化。在这种情况下，修道院自身难保，哪有精力顾及其他。

从上述几个实例来看，修道院因瘟疫造成人员骤减。对此，我们不妨再来看一个实例。圣奥尔本斯修道院在1235年的时候拥有修士100人左右。在1349年暴发大瘟疫之后，其院长及47位修士相继染病身亡。后来，在新院长前往罗马教廷拜谒教皇的途中，一位随行的修士在坎特伯雷病亡。假设该修道院在疫情出现前仍有 100 位修士，那么这时剩下的修士不会超过 51 位。在 1396 年的一次推选活动中，该院有 60 位修士参加，除去院长 9 位，可知其修士只有 51 位。到了 1452 年，该修道院有修士 48 位。在被解散时，也就是在大概 100 年后，该修道院只剩下 39 位修士。类似的情况还出现在格拉斯顿伯里修道院里：大量修士被瘟疫夺走了生命。瘟疫过境，英格兰人口锐减，以至于该修道院在好几年里一直人员稀少，无法恢复到之前的情况。从很多方面看来，这座位于英格兰西部地区的修道院在英格兰人心目中向来都是无出其右的本笃会修道院。在其黄金时代，修道院里的修士应该有 100 人左右，对此，我们并没有夸大其词。同时，我们在津贴名单中看到，到了 1377 年，修道院里只剩下修士 45 人；1456 年有 48 人；被解散时也应该有 48 人。至于巴斯修道院的人员变动情况，我们在前文中已经了解过，此处无须赘述。

显而易见，瘟疫夺走了人们对教义的信心。人们开始质疑传统，质疑信仰。正如我们所知，时人将瘟疫视为上帝的惩罚，但不同于以往的是，人们并未因受到惩罚而完善自我。在人们看来，这就像历史上其他瘟疫带来的后果，就像凯撒里亚的普洛科皮乌斯对拜占庭帝国皇帝查士丁尼一世的统治所做的评价，"偶然也好，天意也罢，幸存者无不是最恶之人"。[1]在这场瘟疫中，情况同样如此。不管是在意大利还是在英格兰，幸存者普遍都心生恶念、冷漠愚钝。写下《方济各会年鉴》一书的卢克·沃丁表示，暴发于 1348 年至 1349 年的大瘟疫几乎浇灭了人们的宗教热情。他在书中提到："瘟疫带着恶意摧毁了圣洁的修会，吞噬了那些遵守清规戒律且

---

[1]　伊斯利普大主教曾在 1350 年表示："我一想到那场史无前例、防不胜防的瘟疫就会觉得，该死的没死，不该死的却死了。"——作者注

经验丰富的人。在此后的日子里，各个修会，特别是托钵修会，变得心灰意冷，逐渐丧失了虔诚之心。修士们虽然得以深入校园潜心学习，却逐渐变得心浮气躁。瘟疫让我们失去了优秀的修士，让幸存者不再用心遵守清规。新修士们因为没有经过培训，所以无法严格遵守戒律。他们让修道院有了些许生机，但不可能承担起光复教会的重任。"[1]

权威学者威廉·坎宁安博士曾研究过这场大瘟疫的影响，在此我们将以他的话作为总结。他说："需要强调的是，以下这点至为关键。从12世纪到13世纪，社会一直在平稳地发展着，然而到了14世纪，发展的脚步戛然而止。百年大战早已令英格兰不堪重负，而后黑死病又导致人口锐减，从而改变了社会结构，尽管如此，英格兰能做的只有负重前行。"[2]

我们在对黑死病进行研究时发现，想要完全搞清楚其传播范围有多广，以及造成的阻碍对当时制度的影响有多大是很难的。彼时的制度被1349年大瘟疫完全颠覆了。无论对社会来说，还是对宗教而言，这都是一场灾难，而想要了解这场灾难的本质，我们必须不断地、反复地对其表象进行重申与思考。当然，想要进一步探究社会结构与宗教结构的重建过程——我们的后代即将遇到一次这样的重构，我们必须对黑死病进行全面研究。对于这一段悲惨的历史，人们不应该只为之痛哭。究其缘由，如果以感性思维，或从经验出发去重建社会结构，或许会像约翰·威克利夫那样成为罪人。对社会结构进行重建不失为一次机遇，有赖于各领域人士的追求与拼搏。在这里，我们将提到中世纪社会的一个特点，或者说一个非凡之处——已经去世的爱德华·奥古斯图斯·弗里曼教授如是说。当今时

---

[1] 请参阅《小兄弟会编年史》，第 8 卷，第 22 页。——作者注

[2] 《英国工商业发展史》，第 275 页。——作者注

代，很多事都变得简单易行，可是在中世纪，物质生活困苦不堪。当代的文化人不够奋进，不够宽容，也不够乐观；而中世纪的人们却总在披荆斩棘、迎难而上，屡败屡战。说到这里，我不禁想到那个被人们常常提起，但未必准确的词汇："信仰时代"。悲观是最有悖于当今时代精神与思想的情绪，而希望则是最契合的。一位著名的现代画家对中世纪的艺术品进行了研究，并表示，他认为时人不够了解事物的特性，所以在创作绘画作品的时候，不管是在羊皮上，还是在油画布上，都画得不够逼真。事实上，他没有看到这些绘画作品背后的真意。毫无疑问，这些作品如他所说缺乏真实感，然而，对于既往完全写实的风格来说，这不失为一种补充与校正，并非毫无必要。不管是对于艺术发展来说，还是对于人类进步而言，它都具有深刻且长远的意义，所以至关重要。

这场大瘟疫被人们叫作"黑死病"。它从天而降，如决堤的洪水般凶猛，疯狂程度超越了以往所有的"同类"。假如没有暴发瘟疫，人类或许可以实现很多崇高的理想，发展出许多充满智慧的思想，从而收获累累硕果，然而，黑死病毁掉了这一切，将人类推下深渊。不管怎么说，我们不应只顾悲伤与痛苦。逝去的人终究已逝去，幸存者应该珍惜时间，努力拼搏。

意大利那两座气势恢宏的建筑：锡耶纳大教堂与米兰大教堂见证了被黑死病侵犯的历史。锡耶纳大教堂矗立在托斯卡纳山的巅峰，无比壮观。然而，它和设计图纸上的建筑却相去甚远。我们所看到的并非其最终应有的模样，或者说它还没有完工。如果有一天它能建造完成，其规模将不逊于现在的圣彼得大教堂。在其耳堂修建完成之后，黑死病突如其来，虽然中殿与高坛的地基都已经完工，但人们不得不停下来，此后再也没有动过工。

灾难过去后，经过一两代人的努力，作为意大利规模最大的哥特式建筑，米兰大教堂在伦巴第拔地而起，它为人们带来了新的生机、新的希望与新的伟大。这种伟大超越了已成为历史的往昔的伟大。在这座大教堂的背后，是所有米兰人的努力与智慧，而非达官贵人们的钱财。它是米兰人民创造的丰功伟绩。[1]

直到黑死病过去一个半世纪，欧洲各地才从泥淖中挣脱出来，经济得以恢复，宗教得以复兴。这无疑是个有趣的话题，不过我们在此就不做赘述了，只是简单描述下黑死病过去后的历史。黑死病过去后，内忧外患不断，好在时代进步明显；黑死病过去后，明争暗斗不休，以致局势动荡不安。那些浮躁的研究者因此而心慌意乱、不知所措，因为在他们看来，世间万物非黑即白，不是好的，就是坏的。

---

[1]　米兰大教堂管理层出版的《建造年鉴》一书详细记录了捐建过程，或者说人们缔造这个伟大公共事业的过程。据我们所知，每周都有志愿者到市民家中募捐；人们捐给教堂的物品，以及教堂每个月进行义卖的物品可谓琳琅满目，例如珠宝、衣物、亚麻布料、瓶子、罐子……贫困者与有钱人通过不同途径参与其中，就像组织者所说的那样，"这是神的启示，为了耶稣基督，以及圣母玛利亚的荣耀"。请参阅埃德蒙主教于1893年7月发表在《唐赛德评论》上的相关文章。——作者注